臺 弘 著

精神医学の思想

―医療の方法を求めて―

改訂第三版

はしがき

本書の初版が出版されたのが一九七二年、再版は一九九九年であったから、今回の改訂三版は七年目である。本書は一般の読者のための知識を解説することのほかに、「医療の方法を求めて」という副題がついているように、思想のあり方と学問の方法も説こうとする特色をもっていた。このような本には類書が少ないので、興味をもたれた方々があったお蔭で、また改版の機会に恵まれたのは有難いことである。筆者は半世紀前の戦後期に「人々のための思想の科学」という思潮に共鳴した者で、医学は実用的な医療を導くための学問でありたいと思うし、それが広く世の中の人々にも理解されて欲しいと願ってきた。

初版の現れた頃は、「反精神医学」と呼ばれた思想が体制批判の波に乗ってもてはやされた時代であった。それに同調する人々は、社会が病んでいる時、その社会に適応しない者は精神病者扱いにされるのだと唱えた。そして精神病者を病院に拘束して治療の名を借りた管理体制のもとに置くから、精神医学は患者の人間性をそこなうものだと非難された。「魚に水を、鳥には空を、人には社会を」という美しいスローガンが叫ばれたのもその頃の話である。筆者はこれに対して、「人は暮らせるように、鳥は鳴けるように」という地味で現実的な目標を掲げた者の一人であった。希望的な願いを唱えるだけでは人々の苦労は解消されない、治療の工夫や研究を進めて、患者が社会で人並みな生活ができるように支援することこそが精神医学の使命であると主張したのである。

その後の三〇年間にわが国の精神科医療と社会的保健・福祉活動がたどった困難と発展の足どりは本書の改版の歩調にも現れている。加筆の必要や訂正を要する術語の改正などが多いのには驚かされた。それらがすべて学問の進歩であるとするのははばかられるが、急速に発展した神経・生物科学は精神障害の成り立ちの理解を一段と深めてくれたし、薬物療法にも新しい発展が現れた。それに連動して患者の生活障害の改善をめざす心理・社会的治療やリハビリテーションが、主に民間の「草の根」の活動によって、いろいろな形で全国的な広がりを見せるようになった。精神科診療所による外来診療の展開は日本的な特色である。それには法律や行政面での度重なる改正も貢献している。一九九三年には「障害者基本法」が、九五年には「精神保健および精神障害者福祉に関する法律」が制定された。ただしわが国の精神保健・福祉体制は、歴史的に私立精神病院の入院治療を主としてきた負の遺産を背負っているので、外国とは違って公私ともに合理的に対応することがひどく遅れた。そして現在なお、世界一数の多い精神病床を抱えている。

私は本書の中で体系的に精神医学の全貌をつくそうとは思わなかった。重点をむしろ探求の方法に置いたので、老年期や人格の障害や自殺問題など現在の時点で重要な問題をいくつも落してしまうことになった。またこの本に述べられていることの中には、著者の個人的見解で一般に承認されているとはいえないものがあることもお断りしておかねばならない。さらに症状の羅列は無味乾燥で、生きた対象を扱っているという気がしないので、随所に症例を挿入した。巻末にその一覧表を掲げている。それらの多くは東京大学での臨床講義に用いられた資料で、大分古風なものになったが病状の実態はあまり変わっていないから、初版の記述はできるだけそのままに残すことにした。もっとも治療や対応の仕方には現状に合わせた加筆をした。

いうまでもなく医者は職業上で知り得た個人の情報を公表すべきではない。したがってこれらの症例はすべて架空の物語である。ただし仮構が事実よりも真実を物語るように心がけたとすれば、このような勝手も許されるかもしれない。私が精神医学を多少とも学ぶことができたのは、本よりも何よりも多くの患者諸氏のおかげであって、その方々の苦悩と喜びを通じて、精神科医としての自分に生きがいを感ずることができるようになったのである。これらの皆さんに心からの感謝を捧げたい。

この度の改版にあたって、多くのお世話をおかけした編集の吉村知子さんには厚くお礼を申し上げたい。

目次

目次

第I部

1　精神異常についての常識と態度

誰でも精神異常とか精神病とかについて、それがどんなものか説明してくれと頼まれると困るけれども、もし精神状態の「おかしな」人がいれば自分にもおよその見当がつくと思えるから奇妙な話である。しかも、その見当は場合によってはかなりよくあたるのだからなおさら妙である。私共が「変だな」とか、「どこか違っている」とか、「少しおかしいんじゃないか」などと思うことは一体どういうことなのだろうか。

精神医学の本をこれから書こうというのに、このように常識的なところからはじめるのは、それこそ少し変わっていると思われるかも知れない。しかしこれは実は深い意味のあることなのである。面白いことに、精神医学の教科書を開いてみると、精神病とは何かという定義の書いてある本がほとんどない。ただ一つ、精神医学は精神の異常を研究する学問であるというのがあった。これこそ精神医学が常識から生まれた学問であることを物語っている。

私共は変だとかおかしいと感ずる点についてはまことに敏感なセンスをもっているが、次にそれをどう判断したらよいか、どう処理したらよいかということになると、とたんに戸惑ってしまう。

戸惑うばかりか極めてしばしば思い違いや早合点をするものなのである。ここに学問の必要が生まれてくる。

何はともあれ、私共がどのような時に異常だとか病的だとかを感ずるか、実例について考えてみよう。次にのべる三人の例は、昭和三七年（一九六二）に当時の国立精神衛生研究所の加藤正明氏が中心になって行なった常識調査のテストに用いられたもので、私も一部お手伝いをした。同氏の著書『正常と異常の間』にもあげられているものである。

読者には次の問いがなされている。

あなたの知っている人で、次のような人がいたとしたら、その人についてあなたはどう思いますか、感じた通りに答えてください。

〔症例1〕三郎さんという人がいます。大分前からひどく疑い深くなり、誰も信用できず、すべての人が自分のいうことに反対していると思いこんでいます。町を歩く知らない人までが自分のうわさをしたり、後をつけてくると感じることがあります。この間も自分の悪口をいうといって見ず知らずの人を殴ってしまったことがありました。またこの間の夜は、妻が他人同様、自分をわなにかけようとしているといって、ひどくののしった上、妻をなぐり殺すとおどかしたということです。

〔症例2〕道子さんは、二〇代の女性です。今まで一度も働いたことはなく、外出も人に会うことも好みません。非常に控え目な人で、家族とさえ余り口をきこうとしません。まるで人を恐れているかのようで、ことに自分と同年配の若い人をこわがっているようです。誰か家にお客があると、その客が帰るまで自分の部屋から出てきません、いつも独りぽっちで、まるで夢でもみているようで、どんな人にもどんなことにもまるで興味を示さないのです。

〔症例3〕明さんは酒ずきで、ひどく飲むために一つの仕事が長つづきしません。金さえあれば飲み屋に行き、閉店になるまで飲みつづけ、妻子のことなどすっかり忘れてしまうのです。酔いがさめるとつくづく家族にすまないと思い、妻に三拝九拝して「もう酒は飲まない」と約束するのですが、翌日からまた飲みだしてしまうのです。

この三人について問われているのは次のようなことである。

(1)この人のどこかにおかしいところがあると思いますか、次のいずれかに○をつけてください。〈どこかおかしい　どこもおかしくない　わからない〉

(2)この人は精神病でしょうか。〈精神病だ　精神病でない　場合による　わからない〉

(3)この人が精神病だとしたら、それは重症だと思いますか。〈重症だ　重症ではない　場合による　わからない〉

(4)こういう状態をあなたはなんといいますか。

読者は〔症例1〕についてはあまり判断に迷うことはないだろう。〔症例2〕になると病気なのか性格なのかちょっと簡単にはきめられない。また〔症例3〕は〔症例2〕とは違った意味で判断に苦しむ。正常扱いにはできないが、こういう人を病気扱いにしてよいものかどうか。

専門の精神科医でもここまでは同じことである。〔症例1〕は被害妄想をもつ患者らしく、まず大体、統合失調症（以前の精神分裂病）とよばれる病気であるらしい。だがこの情報には三郎氏が「と思いこんでいる」とか、「と感じることがあります」とか書いてあるけれども、どうもそれは第三者が三郎氏の行動をみて判断したものらしくみえる。道子さんの場合も明さんの場合もみなそのようである。このような情報にもとづいて診断するならば、第三者の判断によって診断が左右されることになるから注意しなければならない。こんな慎重さが医者と素人との違うところである。

かりに、それぞれもう一つの情報が付け加わったら答えはどうなるであろう。例えば〔症例1〕の三郎氏は勤め先の会社の金を使いこんでいたことが発覚した。〔症例2〕の道子さんはすこし容貌の貧しい娘であった。〔症例3〕の明さんは養子で家付き女房に頭の上らない人であった。もっとも、加藤氏の事例状況テストにはそんなことは書かれていない。私が勝手につけただけである。

それはさておき、このテストは他のテストと一緒に、技術者、銀行員、一般サラリーマン、中小商業者、農業従事者、炭坑夫の六つの職業集団に属する一八歳以上の男子一二一八名について調査がなされている。

その結果は、「どこかおかしい」とした比率は、〔症例1〕に対しては、銀行員の九九％、技術者の九四％をはじめとしていずれも非常に高かったが、〔症例2〕では銀行員がもっとも低く（五六％）、農業従事者が最も高く（八三％）、〔症例3〕ではサラリーマンが最も低く（四九％）、農業従事者が最も高かった（八六％）。おかしいという判断は、心理的な異常さ、行動面の偏り、社会的評価などのまじり合った総合判断であることがわかる。この数字からみると、農業従事者の判断は一番点がからい。保守的だともいえる。

また精神病だとする比率も〔症例1〕では技術者が高く（六七％）、商業従事者が低く（五五％）、〔症例2〕では農業従事者が高く（四二％）、技術者が低く（二二％）、〔症例3〕では炭坑夫が高く――といっても第一、二例に比すれば著しく低いが（一二％）――、技術者が低い（五％）、という不一致の結果を示した。

この成績にみられるように「おかしい」「精神病だ」という受けとり方は、ある場合にはよく一致するが、あいまいな場合には随分ひらきの大きいことがわかる。同じようなテストを行なった外国の調査結果とくらべてみると、〔症例3〕の酒のみの場合には、日本人では精神病だとする率が著しく低かったことが注目される。わが国ではアルコールに対して寛容であるのか、アルコール中毒を精神病とか mental illness と呼ぶ場合の病気または illness の意味が違うのか、これはどちらともきめにくい。

またこの三事例をなんと呼ぶかの問いに対しては、〔症例1〕では「ノイローゼ」「被害妄想」「精神分裂病」「気ちがい」があり、〔症例2〕には「対人恐怖症」「憂うつ症」「孤独症」「ノイローゼ」「神経衰弱」「ものおじ」「精神病」があり、〔症例3〕は、全集団に「アルコール中毒」「意志薄弱」が圧倒的だったが、その他「のんべえ」「酒好き」がかなりみられた。

銀行員と技術者は年齢的に若く、学歴も高いのに対して、炭坑夫と農業従事者は高年齢の者が多く、学歴も低い人が多かったこと、そして社会的階層にも違いがあったことが、判断の差異と関係しているように思われた。

四〇年後の現在、同じ調査をしたら少し違った結果が得られるかも知れない。社会の常識は変化するものである。

この調査は、精神異常者や行動に偏りのある人々を世の中の人がどのように受けとりどのような態度をとるかということを調べて、患者の社会復帰や精神衛生対策の基礎的資料としようとしたものであって、これについてはまた後でのべることにするが、ここではまず「おかしい」「変だ」と感ずることの意味を吟味することにしたい。

上述の三人の話は、質問された人々には全く関係のない第三者の物語として伝えられている。ところで、もし話が家族や友人のような身近な人たちのことであったら、これだけではすまないのが普通である。私たちは「どうしてそんなことをするのか」「なぜそうなのか」「何が彼(彼女)をそうさせたのか」などと聞きただす。またそれに答えが得られなかったとしても、当人たちについての別の情報を手に入れて、動機をさぐり、解釈をくだそうとする。

かりに、私がつけ加えたような、三郎氏の公金横領が発覚したとすると、彼はそのためにびくついていたのだということになって、精神病扱いにされることがぐっと減少し、その代り犯罪者扱いにされる率が増えよう。道子さんもあの容貌では無理もないと気の毒がられ、変人扱いが少なくなり力づけてくれる親切な人があらわれるかも知れない。女房に頭の上らない明さんにはお前の気持ちわかるというような酔っぱらいの仲間があらわれて、共に肩をたたき合い、一緒に細君の悪口をいいながら酔いつぶれるはめになるかも知れない。

ところがさらに詳しい情報が入ってくると、それらがとんでもない早合点であったとされる可能性もある。三郎さんによく聞いてみると、彼が横領した金はそのまま自宅に隠してあって、もしその金を取りに来る男があれば、そいつこそ自分を迫害している集団の首領であるに相違ないから、その時にはつかまえて警察につき出してやろうと待ち構えていたのだという。横領金はいわば仮想の迫害者に対するおとりとして用意されていたのだとなると、三郎さんはやっぱり被害妄想の患者だったのかということに逆戻りする。

私がわざと話をこじらせてわかりにくくしているのだとお考えにならないでいただきたい。こんな例はまれなことではない。私たちは元来不十分な情報で他人を判断し、自分の気持ちに合わせて他人を推量し、それがうまくいかないと相手を変人や病人扱いにしてしまう傾向をもっている。当時おきた三島由紀夫氏の切腹事件に対して、どんなにいろいろな判断が流れたかを思い出してほしい。実はわかり方にもいろいろあって、三郎氏は被害妄想患者だということになれば、横領の罪は問われないことになるが、妄想とは何かという疑問は依然として残り、道子さんの孤立癖を容貌のせいにしたところで、道子さん以上にみにくい娘で元気に暮らしている人がたくさんいるのに、彼女に限ってなぜそうなのかはわからず、また明さんのように酒を飲むとどうして人が変わったようになるかは、それを酒のせいにしてみたところで、酒がなぜ人間の性質を変えるのかの返答にはならない。

常識が他人を「おかしい」とか「精神異常」だとか判断することは、その敏感さにもかかわらず、このように妥当性と信頼性において欠けるところがあり、さらにその判断は新しい問題提起にすぎないものである。これを反省することから精神医学が生れてきたといってもよい。医学的診断に対する妥当性と信頼性を高めるために、どのようなことがなされたかについては後の第Ⅱ部8章にのべる。

世の中の人々は、このように不完全な認識の上に立って精神異常者に対する態度をきめる。そしてそれが実際上精神科の患者の治療や処置にひびいてくるのである。私が群馬大学病院に勤めていた頃、医者と看護婦が協力して昭和三三年から三年間かかって、それまで扉には鍵、窓には鉄格子のはまっていた精神科の閉鎖病室を開放病室にして他の科と同じようにしたことがある。これは患者の治療を高めるために是非とも必要なことなのだが、実現するにはさまざまな苦労と抵抗があった。開放看護をはじめる前に病院や学校の医者や看護婦や事務の人たちにＰＲと協力依頼をかねて意見を調査したことがあった。

そのアンケートはいくつもの項目に分かれていたが、そのうちの一つ、精神科病棟の鉄格子や鍵を取除こうという意見に対して、①周囲に迷惑をかけない患者だけ入院させるならよい。②周囲が迷惑したり事故の危険があるから鉄格子や鍵は必要である。③周囲が多少迷惑することがあっても精神科患者のために鉄格子や鍵はない方がよい。という三つの答えをえらんでもらった。その結果は、看護婦の半分、看護学校上級生徒の過半数は③の答えをしたが、他科の医師や事務員には、③

の答えをした人が1／5くらいしかおらず、全体としてかなり消極的であった。この背景には他の質問において、精神病者はこわい、気味が悪いと答えている人が事務員、看護婦に半数近くあり、医師の中でさえ1／3もあるという事実があった。それでいて考えの上では精神病者を開放的に扱うことは治療的に意味があると答えている人が看護婦に八八％、医師に八〇％、事務員に四七％もあったのである。

ここで注目されるのは、精神病者に直接に接する機会が多い人たちほど患者を避けることが少なく許容的態度が大きかったという点である。理屈やうわさや気分などでなく、実際に見聞きすることが精神障害に対する判断に大きく影響するのは重要なことである。

このアンケート調査はある時点におけるある集団の意見を静的にとらえたものであるが、ある村人の精神病者に対する態度の動きを噂話を指標として二年にわたって動的に追跡した調査がある。これは昭和四一年から四三年にかけてG県A村で中沢正夫氏の行なったもので、こんなことができたのも当時、A村が地域の精神衛生活動の定着している数少ない村の一つだったからである。A村はG県の純農地域にあり、ここには約七〇家族をもって精神障害者家族会が結成されていた。またここには在村二〇年という保健婦さんがいて村人の信頼を集めており、精神科診療所が村内にあり、また五年にわたって週一回定期的な精神科医による訪問指導がつみ重ねられているなどの特徴をもっていた。この村のうちの三部落（むらと別記する。人口一五八二、戸数三二七）を調査の対象としたが、そこには三三人の精神障害者（うち統合失調症者八人、精神発達障害（薄弱）七人が含まれる。この数は日本のほぼ平均的な数である。）がおり、家族会員数は二〇人であった。

噂話の調査者を隣組からほぼ一人の割で、絶対の秘密のうちに依頼し、日常生活の中で耳に入ってくる噂話だけを記入し報告してもらった。その結果をみると、地域社会での患者のむら人に対する挨拶の仕方や仕事ぶりがむら人の判断の重要なポイントになっていること、またそれらにもとづいて精神障害者に対する地域の認識は変わっていくものであることが明らかにされた。

噂話は茶のみ話、立ち話など気楽な場面で語られるが、「人の噂も七十五日」という諺そのままに、患者が退院してむらに帰ってから七〇～八〇日で消えてしまい、その後は生活の変化や病状の浮き沈みによって出没する。噂話の量を規定するのは一つには病状であり、当然のことながら良くなると少なくなる。また患者の家の問題ともからんでくる。精神病を遺伝と関係づける噂話は、患者の家系に同じような患者が多発しており、しかも長く不治の状態にあったことを前提としているが、患者が治ってくると、精神的ショックや患者に対する家族の扱い、思いやりのなさなどの精神的要因（心因）を重要視する方向にたやすく傾いてゆく。ただし患者と社会的に対立抗争しているような相手では——村長派対反村長派など——反対派は遺伝説に加担しやすい。患者の経過良好な場合の噂話には一定のプロットがあり、「退院した」「よくなったのかしら」「あいさつされた」「働いている」「よくなった」「やはり××が原因だった」というように変わっていく。

むら人六六三人について精神病についての認識を面接アンケートで調査したところによれば、総じて「精神病は遺伝である」という考え方は薄れつつあるが、なお三〇～四〇％の人は遺伝であると主張しており、また遺伝観は変わってきたと主張する約半数の人に、なぜそう考えるのかとたずねると、「実際に治った実例や、昔病人のいた家でも今はいないという家があるから」という答えと、「精神病の治療が受けやすくなったから」と答えた人が多かった。村内に最も患者の多い一つの部落では「精神病は治るのも治らないのもある」と答えたものが半分、「治る」と答えたのは1／3であったことは、他の部落で半数が「治る」と答えたのにくらべて対照的であった。そしてこれは精神病治療の現実を反映した姿である。

以上のべられたいくつかの調査の結果を通じて、社会の常識はなかなかに敏感で精神異常の実態を反映しており、しかもいろいろな食い違いや先入観にとらわれながらも動いていることがわかる。動きの方向は、現実に即していて、非治療的態度は段々に治療的態度へと変化しているが、それを支えている要因は医療面の進歩であり、同時に社会の変化も広く副次的要因となっていることがうかがわれた。

私はこのような常識を出発点として、その不十分なところや思い違いの面をただし、現在の知識でわかっている部分や判らないことを明らかにして、今後どうすれば良いかを考えてみたいと思う。

後になって、中沢氏の調査方法は秘密警察の手口であって反医療的行為だとする非難がなされたことがあった。患者家族の同意と協力のもとに、秘密でもない不特定の情報からありのままの状況を当事者たちにわかってもらおうとした正しい努力を理解せずに、表面上の類似だけで人を貶める心は悲しい。

2　異常と病気と障害

精神異常について常識が問題とするところを整理してみると、まず「おかしい」「変わっている」という判断があり、次にそれが「病気かどうか」ということを問いかけている。その判断の根拠となるものは、何よりも「相手の言動」であり、次にそれに対する自分の解釈である。この解釈は、「自分にわかるかどうか」ということがもとになって、他人の解釈を参考にしながら、相手の言動の時間的推移（経過）に応じて変化してゆく。それによって精神異常の原因や治る治らないの予測までも立てるのである。

まるで医者のやっていることと同じだと考えられるだろう。まさにその通りである。精神医学はこの常識の線に沿ってあいまいさをただし、証拠をつみ重ね、真実の認識に立って対策、治療を考えていこうとしているにすぎない。

異常と病気の二つの言葉は、日常に使われていてわかり切ったことのように思えるが、実はこの上もなくあいまいな概念である。ことに精神についての異常とか病気とかになると、その内容は一層はっきりしない。

精神が異常だとなると、これは多くの人にとって重大な事柄だから、この問題を取上げた本がいくつもある。どの本を読んでみても、「正常の人には同時に異常のところがあり、異常といっても正常のところがあるから、境界ははっきりせず、他人をむやみに異常扱いにするものではない」などと書いてある。結局、余計にわからなくなってしまう。

正常と異常の概念を定義しようとすると、まず第一に、正常とは異常でないこと、異常とは正常でないことという同義反復的な定義が浮んでくる。これではすぐわかるように、なにを語ることにもならない。第二に、異常とは平均からはずれたもので、特に生物的にまた社会的に都合の悪いものをさすといえば、少しは限定されたことになる。この定義によれば、人並はずれた知能の持主は平均からはずれてはいるが異常とはいえず、また生涯病気らしい病気もしたことのないような例外的な健康人も異常からはぶかれることになる。しかも平均概念はかなりの幅をもったものであり、ことに価値概念は評価する人によって尺度が違うから、ある場合には正常に、他の場合には異常に入れられることが当然おこってくる。性格異常の天才のような場合を考えてみると、価値の基準を個人におけば異常になり、社会におけば正常に取扱われる。

第三に、一括して異常を論じないで、小分けにしてしまうやり方がある。精神異常とは精神病、ノイローゼ（神経症）、性格異常、発達障害「など」をさすのだという風に下位概念に分類して並べると、話はずっと具体的にはなる。もっともこの定義は、問題を、精神病とは何か、神経症とは何かということに移しかえただけの話で、一種の弥縫策である。しかもそれぞれの下位概念で少しずつ内容が異なるから、それらが一括して異常とされる理由を示す必要もおこってくる。また上述の「など」で扱われるものの中には、自殺や非行、犯罪、その他の社会的な逸脱行為が含まれ、また性的な偏りや酒とか薬などの濫用のような問題も入ってきて、異常の内容が更にぼやけてしまう。

結局、正常と異常の概念は、それを使う人々の間でお互いに、どのような手続きでどのようなことが明らかにされたらそれを異常というかを、取りきめておいてからでなければ、あまり意味のないことになる。すべてに妥当する異常の基準などというものはもともと存在しない。ここでは、実際に話が食い違ったら、そのたびにお互いに意味をたしかめ合ってくださいという操作的な勧告をのべたものと受取っていただきたいのである。

〔症例1〕に立ち戻って考えてみよう。まず三郎氏が異常と思われたのは、彼の行動が普段と異なり、人なみはずれたことをするようになったためである。ここでは平均からの偏りを異常とするという定義が用いられている。

次に、彼が公金横領をしていたとすると、社会的には犯罪という異常現象に重点がおかれて、社会的なわく組の中での異常の定義がつかわれることになる。

最後に、横領が奇妙な策略のあらわれだということになると、これは精神病理学の問題になって、彼の確信のあり方の特徴の故に、異常だと判断されているわけである。

三郎氏の策略が精神病理学的に異常なのは、彼が自分を迫害する者がいると確信していて、それ以外の考慮を受け入れる余地がないところにある。しかも、この策略自体は論理的に間違っていない。この確信が、他の種類の確信、例えば宗教的な迷信、政治的な狂信などとどこが違うかといえば、それは妄想とは何かという論議に入りこむことになる。

迷信や狂信は、同様な確信をもつ集団の影響下にあって、その確信の成立したいきさつをたどることができ、しかもある仲間だけに限局されている確信である。我々はオウム真理教の事件で、その途方もない一例を経験した。それに反して妄想は、当人の全人格的な構えに発するもので、当人と世の中（現実世界）との関係が変化し、認知、判断、行動の全体を支配する意味づけの変化である。このような精神状態が認められる時に、その確信を妄想と判断するといってもよい。妄想者に対して周囲から他の考え方も出来るはずだと反論しても、当人自身はそうは思わないと信じている。物事の当否は当人の主観的な判断だけでは保証されないことを思いかえすことができないのである。なぜこのような確信に到達したかといういきさつは、通常ある程度までしか理解することができない。本当のところは「わからない」。ただし、「わからない」から妄想だと逆に判断したのではない点に注意していただきたい。了解や解釈は、精神異常を判断する尺度として濫用されているだけに、このことは強調しておかなければならない。

さて次に、「病気かどうか」という問題に入ろう。これがまたわかりきったようですこぶる難問である。川喜田愛郎氏の『病気とは何か』という本によると、著者は病気を人のからだという場のみだれと解して、生きて働いているからだという場がどのようにみだれたら病気といってよいかをのべている。ところで川喜田氏の本には、残念ながら神経症のことまでしか書いてなくて、こころの話は生物学的方法をすべり抜けるもののようだといわれる。しかし私は、こころの「病気」の場合にも、それがからだ（脳）の病気のあらわれであると認められる場合に限って、精神「病」という言葉を使うのが適当だと考えている。だから、この場合にも生物学的方法が生きるはずである。もっとも一般に用いられる精神病概念は私の意見とは少し違っていて、普通にはむしろ心理的・社会的な基準から名付けられていることが多い。世間では、精神障害のために自分自身の言動を統制できなくなったり、周囲から理解しにくいようになったりして、社会生活が妨げられた状態を精神病というのが通例である。また、医療を必要とすると周囲が考えるような状態を精神病と呼ぶというような結果論的な意見さえある。精神科の医者にかかると精神病と思われるといって、敬遠する傾向はいまでもかなり残っている。このような理解の混乱から、実際には次のような食い違いがおこってくることになる。

ある父親は、高校三年生の息子の登校拒否と家庭内暴力に困りはてて私のところに相談に来た。彼はなぜ学校に行かないのか両親に説明せず、訓戒する父母に乱暴をはたらき、仏壇を叩きこわし、庭の主だった樹木を切り倒し、あげくの果てに、縁の下にもぐり込んで、大黒柱の下を掘るという奇妙なことをやった。「こんなうちはこわしてやる」というのである。病気かどうか鑑定して貰うという名目でやっとのことで私のところに来た息子は、自分の行為を全面的に認めるが、私にも理由は話さない。ただ父や学校の先生に対する敵意をあらわに示すばかりである。私は、面接時の彼の態度や、彼の異常行為が権威をあらわすシンボルにだけ向けられていることに注目して、これは病気とは思われないといった。ところが父は「病気でなくて、なんであんな乱暴をするんでしょう。前に入院させた病院の先生は統合失調だといっておいででした」「統合失調症なら病人として扱えるのに、病気でないとすると私はどうしたらよいかわからない」と逆に嘆くのであった。ただし、その後の経過はこの少年が病人ではなかったことを示していた。

山本周五郎氏の小説『赤ひげ診療譚』の中にこんな文章がある。「ほかの医者はみんな気が狂ったというんですが、私にはそう思えない。（中略）こうやって一〇年以上つきあってきて、あいつの性分も癖もよく知っているんです。だから気が狂ったなどとは信じられない。なにか病気があり、治す方法があると思う。ぜひ一度診に来て頂けまいか」この文句の含むところは複雑である。ここでは狂気と病気とは別物であると考えられており、また気が狂うような人物はもともとその人の性分や癖から判断できるはずだとされているのである。

似たような混乱はアルコール中毒者に対してもみられる。酒飲みの明さん〔症例3〕に対して、ある人は病気扱いにし、ある人は意志薄弱だといい、またある人はあのように女房に抑えられていては酒を飲むのも無理はないといって容認する（第Ⅱ部5章参照）。

精神科医の間でも、精神「病」の病気概念は必ずしも一致しているわけではない。常識的な精神病概念をそのまま使って、病気であるかないかの概念的な詮議をしない人もあるし、一方で、精神が病気になるはずがない、精神症とでもいうべきだなどと堅いことを主張する人もいる。この意見は、病気とは本来身体に関する異常をさすのに使われると考える点で、川喜田氏や私の病気概念に一致している。精神病という言葉を「精神症状をもつ病気」に限って用いようという見解は、梅毒性脳炎（進行麻痺）のように、脳が炎症で侵されて精神症状をあらわす場合には、文句なしに通用する。脳の異常な萎縮による老年性認知症（アルツハイマー病）も病気である。

また、脳以外の身体の病気でも、間接的に脳のはたらきが侵されて精神症状をあらわせば、やはり病気と呼んでしかるべきである。このように機能的に考えれば、一五〇年以上も前に、精神病は脳の病気であるといったとされるグリージンガー（W. Griesinger, 1817-1868）の意見は現在も間違っているとは思われない。

この意見の難点は、脳を中心とする身体のはたらきに乱れがあるということが、精神や行動の症状以外の点で十分に立証されないようないわゆる「精神病」が沢山あることである。しかもこれらが数の上でも質の上でも最も重要なのだから話は厄介である。クレペリン（E. Kraepelin, 1856-1926）は、梅毒性脳炎の進行麻痺をモデルに見立てて、何らかの原因によって発病し、特徴のある一群の症状（症状群）を示し、発症から帰結（医学用語で転帰という）まで特徴のある経過を示し、病理解剖によって特有な所見を示すならば、それを病気の単位としてよかろうと考えた。さらに、原因もわからず、病理解剖で変化がみつからないようなものでも、症状群と経過（病気の自然史）の特徴からだけで、病気と推論してよいものがあると主張する。こうして早発性痴呆（現在の統合失調症にあたる）、躁うつ病などの概念が生れた。これらの「病気」では現在もなお原因や脳の変化が十分に明らかでない。クレペリンの疾患概念は主旨としては結構だが、何しろ根拠が穴だらけなので、実際にあてはめるとさまざまのぼろが出てくる。極端なことをいう精神科医は、こんな疾患概念は単なるでっち上げだというし、またある人は、これらの疾患概念は作られた時に早産だったばかりでなく、一〇〇年たった現在でもなお一人前になれず、今さらなくしてしまうわけにもいかず、全くの厄介者だとこぼすのである。

それでいて世界中の精神科医の大部分は、今もってこれらの診断名を使い、病気ということが明らかのようにふるまい、世間の人たちにもそう思わせている。それには弊害も伴ったが、かなりもっともな理由のあることといえる。

理由とされる点としては、後述の諸章（第Ⅱ部7・8章、第Ⅲ部5〜9章）にのべられているように、「精神病」とよばれる状態の中には、ある特色をもった精神状態像が、特有な経過をもって消長するものがあって、しかもそのような過程の背景に、脳に座をもつ生物学的な現象が想定されることである。現在のところその内容は十分に明らかではないけれども、これらは生物学的な方法で研究され薬などによって治療されて、実際に効果を上げているのである。

ただし、精神病の疾患概念は、経過が明らかになるまでは留保付きで使われていて、いわば疾患候補のようなものであることも忘れてはならない。これを身体の病気と全く同じように取扱うと間違いのもとになることがある。経過をみて診断をなどというと、藪医者の逃げ口上めいてくるが、病気でもないものを病気とするよりは罪が軽いというべきである。

話をもとに戻して、三郎氏の被害妄想は病気だろうかといえば、恐らくそうであろう。しかしこの場合も症状からだけでそう判断するのはなお危険である。もう少し情報を集め経過をみる必要がある。被害妄想一般についていえば、それは病気による場合もそうでない場合もある。元来、性格的に特徴のある人物が特殊な境遇におかれた時、妄想をおこす可能性があることは古くから知られていた。これを病気と呼ぶべきか、人格の反応の一型式とみるべきかは、妄想問題について長く論議のあったところである。私は、敗戦後、戦争犯罪者として巣鴨プリズンに収容された人々の間に、何人もの妄想患者をみた。彼らは言葉の通じない環境で死刑の不安にさらされ、そのうちに妄想や幻覚をあらわしたのであった。しかも彼らの大部分は講和条約の締結によって釈放された後では、急速に妄想を語らなくなってしまった。私の病気概念に従えば、彼らは病気にかかったのではない。

精神病について重要な心理的規準、すなわち相手の言動が自分に「わかるかどうか」についても語る必要がある。これは病気の判定にあたってしばしば安直に用いられる規準で、精神科医でさえも時によると、了解不能だから精神病だなどと診断することがある。これは患者の言動が了解不能であることを逆転して用いているので、逆は必ずしも真ではない。

精神病理学における了解の意味について、はじめて厳密な考察をしたヤスパース（K. Jaspers, 1883-1969）は次のようにいっている。「了解はいつも限界にぶつかる。表現運動、行為、言語発表、自己描写などの客観的データなどがそれぞれの例でどのくらいの程度に了解せしめるかという限りにおいて了解するのである。……この客観的なデータの数が少ないほど……解釈するところが多くなって了解するところが少なくなる」（『精神病理学原論』西丸訳、一八一ページ）

正常であろうと異常であろうと、了解には常に限界がある。精神現象は私たちにわからない仕方で新しく浮かび上り、次々に続くものである。正常の精神生活の発達の段階や、異常の精神生活の時期は、とくにわからないところが多い時間的系列である。

異常時の対照に発達時をみてみよう。母親には言葉も知らない赤ん坊の気持ちがよくわかる。あやしてやると笑いが返って来、予測された反応がある時に母親は赤ん坊の気持ちが通じたと思う。そのうち相手はむずかり出す。赤ん坊の精神発達に母親の理解がついていけず、なぜむずかるのかわからない。しばらくしてまた調子がわかってくる。このようなくりかえしが母と子の理解関係の発達である。世代間の理解の断絶と回復も、元来このような正常な出来事の拡大、増幅されたものであって、子供の気心がわからないからといって、相手を病気扱いにする親や医者は、人間の理解は本来限りない過程であることを忘れたものであると非難されても仕方ない。

異常を判断するのに、周囲の者が「わからない」という基準できめるのは危険なことであるが、自分で自分が「わからない」と思うのはむしろ正常性のあらわれであることが多い。神経症者は病気でもないのに自分を病気だと思い、精神病者は病気なのに自分で病気でないというのは、俗説以上のものを意味している。自分の病気を疑うことは病気のない状態を同時に考慮できることを示しているともいえる。

しかし、このこともある程度しか真実ではない。精神病者が自分で精神病になるのではないか、なったのではないかと心配することは、特に病気の初期には珍しいことではない。近頃は、このような時期に患者が自分から病院を訪れることが多くなって、この意味でも精神病と神経症の境界がうすれてきた。患者が自分を病気だといっているのに、家族がそんなことはないといっていることもまれではない。

私はある日の外来に来た四人の統合失調症者のうち、三人までが自分から診察を求めて来たことを知ってちょっと驚いた経験がある。ただ、そういう人たちにも、「あなたはおっしゃる通り統合失調症患者です」と告げたならば、おそらくそんなはずはないと反発して、以後私のところに来なくなってしまうことが予想される。これが、病気の病気たる所以だなどというと、前にいったことと矛盾していると反論されるだろうが、私はそれだから病気だといっているのではなくて、自分が病気であることを認めるのはこれほどに微妙なものだといいたかったのである。精神科医は、病識はないけれども病感があるなどという。だから私はこういう人たちにはいつも次のように話をする。「あなたが心配していらっしゃるのは無理のないことです。こんな状態が続けば誰だって病気になってしまう。そうならないようにするために、病院に通ってください」。これならば患者は十分に納得する。このようにして早期に治療がなされる時、精神科医は治療の効果を上げることができる。

この章では、異常や病気について、それがさまざまの意味に使われていることをのべた。しかし、ただそれだけで、異常とは何か、病気とは何かという問いに対しては甚だ不十分な答えだとお叱りをうけるかも知れない。まことにその通りで、私はその答えをこの本の中で段々にのべていくつもりである。ただ次のことだけはあらかじめ書いておきたい。

私の考えによれば、異常とよばれる状態は、正常とされる状態とは全くかけ離れた異質の新しい出来事ではなくて、正常の状態の中にも探し求められる部分現象であり、単にそれが偏って過度にあらわれたものだろうということである。だから異常状態を理解するには、正常状態を含めて統一的に考える必要がある。病気についても同様で、病気を生物学的な現象とみる限り、もともと病気と健康の間に峻別されるような区別はない。病気は、生物的なある過程が偏って過度にあらわれる現象だとすれば、健康な状態よりもむしろ単純明快な姿をとるはずである。それだからこそ、病気の理解は健康の理解よりもとりつきやすく、ひいては病気と健康を含めて現象を統一的に理解するのに役立つのである。

私事を申して恐縮だが、私の亡くなった妻は私に対して「あなたのようにひとの心のわからない人によく精神科の医者がつとまりますね」といって笑ったことがある。私は「患者さんは君よりも正直だからさ」と応酬したが、私のようなものにも一応精神科医がつとまるのは、患者の精神構造が単純明快であるおかげであろうか。いや、むしろ型にはまっているおかげといった方がよかろう。型をのみこむのが物ごとの理解の第一歩であるから。

病気や疾患の概念は上述のように個人の苦悩や不調から発しているが、正常―異常、健康―病気の区別に並んで、身体や精神の機能の故障、生活面において当事者のかかえる困難、社会における不自由や不利益などの諸問題を「障害」という概念でまとめることの必要性が主張されるようになった。それは健常―障害として対比されることもある。これは身体障害や発達・知的障害について古くから言われていたことで、それに精神障害が加わって、一つの障害概念にまとめられたものであった。法律上には一九九三年にこの趣旨に沿って「障害者基本法」が改正された。

我が国では、この意味での精神障害の理解が深まり世間に広まったのは、蜂矢英彦氏の提唱にはじまり、法律にも取り入れられた最近二〇年のことである。障害という言葉は実際には重要な意味を持つものであるけれども、文脈によっていろいろな使われ方をするので、混乱を招きやすいから整理しておきたい。この本の中でも障害という言葉はおよそ三通りに使い分けられている。その一つは負の意味の精神異常をまとめた集合概念をさし、二つには統合失調症、感情障害のような個別的病名であり、三つ目の最後がここに取り上げる「障害性」の概念である。

一九九五年に改正された精神保健福祉法では一と二を一緒にして、「精神障害者とは、統合失調症、中毒性精神病、精神薄弱、精神病質その他の精神疾患を有する者」としている。そこでは細かく区分けした内容の説明は医学に任されているから、福祉をともに掲げている法律としては、第三の意味が欠けている点で論理の一貫性がない。

第三の意味の障害は、元はと言えば世界保健機構（WHO）で提唱された障害分類（ICIDH）（一九八〇）の三つの下位概念（impairment, disability, handicap）の包括概念からきている。英語には包括概念にあたる言葉がなかったが、私は包括の意味の時に限って、障害に「性」の字をつけて「障害性」と呼ぶことを提唱している。わが国のリハビリテーションの専門家たちは、三つをそれぞれに機能障害（形態異常を含む）、能力低下、社会的不利と訳すことにしたが、これらの訳語も広く使われている。もっとも障害の三段階説は、元来それが身体障害から出たものだけに、精神障害にはあてはめにくい点がいくつもある。ここでは機能障害から発して、能力障害をおこし、それが社会的不利につながるという一方向的な理解の仕方をしているが、現実にはそれは必ずしも通用しない。社会で疎外されれば、逆方向に生活能力も妨げられ、精神機能にも影響を及ぼす。また精神障害では、脳の機能障害と外にあらわれた能力障害との区別があいまいである。例えば活気がないとか自発性に乏しいというような症状は機能か能力か誰にも分からない。そこで私は、三段階論には倣ったが、訳語というよりは現象の次元の違いから、疾患そのものによる脳の働き障害、その上におこる生活障害、さらに生活障害に伴ういろいろな社会障害の三つを区分した。生活障害とは「生活のしづらさ」全体を意味していて、この言葉も常識的で馴染みやすいためによく用いられている。その具体的な内容は、医療とリハビリテーションが問題となる第Ⅳ部の記述に譲りたい。後にのべる統合失調症のような精神病の場合には、障害性が実際的な意味をもつのは生活障害と社会障害の次元で、この点で機能障害（聴覚や視覚や運動など）が正面に出る身体障害との対比が明らかとなる。

ＷＨＯは障害分類が正常機能からの偏りで正常とも連続の体系であることを示す意味で、機能（function）、活動（activity）、参加（participation）の三段階をとりあげ、それぞれの段階の障害であるＩＣＩＤＨを包括してＩＣＦ（International Classification of Functioning）（二〇〇一年）と改称した。Functioning は機能性と訳すことにしたい。ただし障害の内容には変わりがないから、邦訳は従前のままでよいであろう。

3　精神医学と精神科医療の役割と領域

この半世紀の間に、精神医学と精神科医療の内容はずいぶん変わってきた。以前には精神医学の領域はおよそ精神病者の診療と治療に限られていて、精神科医は精神病院に立てこもって患者の相手をするのが主な役割であったのに、近頃の精神科外来にはたくさんの患者や相談者がおしかけ、医者のほうでも病院から外に出て診療所を開設し、また保健所や職場や学校、時には家庭にもはいりこんで、社会適応の困難や生活危機の相談にあずかるようになった。

社会の人々の精神障害に対する見方もかなり変わってきた。精神障害者を特別扱いにする昔ながらの考えが根強く残っている一方で、精神障害者についての情報が著しく豊かになり関心が高まってきた。テレビや市民講座などに精神保健のテーマが取り上げられることもまれではない。このような風潮は社会の大きな動きと深く関わっている。青少年の間にみられるいじめや登校拒否や家庭内暴力、高齢化社会となって誰にもおこる可能性のある認知症（痴呆の改称）の問題は、決して他人事ではない家庭問題なのである。世代の断絶や人間性の疎外がマスコミや論説をにぎわし、産業社会の中で孤立化した人々が「身の上相談」の相手を求めて、精神科外来にあらわれることも、特に都会では珍しくない。彼／彼女たちには、患者というより来談者という言葉のほうがふさわしい。精神科の敷居が低くなったことは、医者と同様に訪ねる人々にとっても画期的なことである。

現在は、生活の豊かさにくらべて、多くの人々が生きる目標を失い、どのように自分の生活を築いていくべきか進路を見定めかねている。二一世紀を人間性の回復の時代であるとするならば、真に人間性の実現をはばんでいる障害の本質を知る必要がある。そしてその障害を取り除く方策を積極的に求めるべきであろう。

精神医学はこの大きな課題の一部分を引き受けている。精神の障害にはきわめて社会的な側面があると同時に、この上もなく個人的な側面があり、さらにそこには生物としての人間に備わっている発達と老化、自立と共存、強さと弱さが共々にあらわれている。

精神科医療に携わる者は、自分たちの仕事場が病院の中だけにあるのではなくて、外の広い社会にもあることを痛感するようになっている。家庭や職場や学校の中にいる精神障害に悩む人々や、そのおそれのある人々が相手である。「病院から社会へ」というのが意欲的な若い精神科医の旗印となり、家庭ぐるみ、地域ぐるみの活動にこそ働き甲斐を見出すようになった。地域精神医学という言葉は予防精神医学という言葉と結びついている。精神病に対する予防は、まだ目標としての意味で語られている段階であろうが、現在でも、危険因子を早期に発見して、時宜を得た適切な対応をすれば、発病や社会からの脱落を防ぎとめることが可能になっている。この精神科医の姿勢が、反面に人々の精神科医療への近づきやすさを生み出している。

このような展望に立つ時、精神科医療は、リハビリテーション、社会復帰、自立、社会参加までを加えた「精神保健」の中に含まれる。それは医者だけでできる仕事ではない。看護師や保健師、臨床心理士や作業療法士、精神保健福祉士などの専門職、福祉や就労のための公職員、さらに広くは自発的な市民の参加者、そして当然ながら患者の家族と患者自身の協力がなければ目的は果たされない。こうして私的・公的なチーム活動が基本的に必要になってくる。

この大きな共同作業の中で、精神医学はどのような役割を果たすべきか。ここで話はまた医学と医療の領域に戻る。近代医学はもともと自然科学的な生物学の地盤の上に生まれた学問である。医学の分科が進むにつれて、病気をみて患者を忘れるという弊害が広く認識されるようになってから、患者の個人性と精神面への顧慮が多く語られ、患者と医者の間の人間関係が重要視されるようになった。精神医学は他ならぬ対人関係の障害に重点が置かれている分野なので、精神医学が医学全般の中で果たすべき役割が重要なものとして浮かび上がってきた。ただし対人関係を問題にする場合にも、精神医学は常に主体性を持った個人を忘れるものではない。またいろいろな精神障害について、そこにまつわる社会的背景とともに、その生物学的な背景も考慮せずにはいられない。このような三側面の配慮を持つという特徴が、共同して働く他の対人関係処理の協力者との間で、精神科医の立場を独自なものとしている。

現在の精神医学と医療が医学の他の分野との関連で活動を広げつつある領域をここに挙げておこう。幼児や児童はそれ自体として特別な精神医学的配慮を要するばかりでなく、精神発達は将来の性格の形成や知能の発達のために重要な意味を持っている。これは当然母性の問題と切り離せない関連にある。小児精神医学は小児科学と精神医学の境界領域で、一つの独立した部門として分化している、青少年期、思春期は青年期への移行過程として、特別に現代的な課題を抱えている。また内科、外科に限らずすべての身体医学の諸部門で、身体病の上に重なってあらわれる心理的な原因にもとづく障害があり、心理的な原因が主役となって身体病がおこってくることも少なくない。これらは心身症とか精神身体疾患とか呼ばれており、そのための心療内科という専門科を持つ病院がある。また身体病の各科と精神科の間でリエゾン(連絡)精神医学という特殊な活動が行われている。

近年、我が国は急速に高齢社会に進みつつあり、二〇〇六年には、六五歳以上の老年人口比率は二〇％に至っている。老人の精神障害、ことに認知症老人の数は新世紀には二〇〇万人にのぼるものと推計され、その治療、介護は深刻な社会問題ともなっている。老年精神医学が重要な分野として扱われているのは社会の要請に答えるためである。器質的な脳障害に伴う精神障害は、神経学(神経内科)や神経外科と共通な領域であって、精神神経科という標榜も広く行われている。アルコール関連問題や覚せい剤をはじめとする化学物質による脳障害、我が国で注目を集めた有機水銀中毒(水俣病)や一酸化炭素中毒のような産業災害も、精神医学が中心になって対応する領域である。自然災害の多い我が国では、緊急事態に対処するための災害精神科医療を欠かせないことが、一九九五年の兵庫・淡路大震災の際に改めて痛感された。

平成一七年度の厚生労働白書によると、我が国の精神障害者は約二五〇万人で、入院患者は三四万人、外来患者約二二〇万人と数えられている。そのうち統合失調症による入院は二〇万人で、外来は私の集めた資料によると四〇万人と推計される。一方、知的障害者で施設に入所している数は四・六万人、同じく身体障害者は八・二万人と言われる。精神科医療の普及した現在では、受診者と有病者の差は昔ほどには開かないはずである。これらの莫大な数は読者を驚かせるに十分であろうが、地域で診療や相談にあたっている私のような現場の精神科医にとっては、実感を持って受け入れられる値である。例えば、我が国に約六〇万人の統合失調症者が治療を受けているという数字は、自分の診療圏の人口と患者数からしても、予測される範囲にある。

問題は、この多くの人々に対して、医療や福祉の関係者は、そして社会や国家は、どれだけのサービスをしているか、不十分とすればその対策どうしたら良いかということである。それについては第Ⅳ部でさらに詳しくのべるつもりであるが、それは医療の枠を超えて社会・政治に広がる大きな課題である。そのためには精神保健はすべての人々の参加を必要とし、それなしでは成立することが難しい。精神医学は国民全体のものになってほしい。正しい情報がやさしい言葉で偏りなく提供され、それを吟味し体系づけて、どうしたら良いかという方策にまで及ぶ時に、はじめて実践的な学問が出来上がるはずである。

第Ⅱ部

1　遺伝と環境

精神病についての常識の調査にもみられるように、精神病とか精神障害とかいうとすぐ遺伝や血筋を考える傾向は、社会の人々の心の中に深くしみこんでいる。精神病院に入院したことのある若い人たちは、結婚したいと思う時相手にそれを話したものか隠したものか深刻に悩むのが常であるし、近親に患者をもった人々もこのことについてはひどく頭を悩ます。どの精神科医も患者や家族から相談をもちかけられた経験が数多くあるに違いない。

患者の家族は社会の目をはばかって病気を隠そうとし、家族にこのような負い目を与えた患者を疎外しようとすることさえある。これは患者または患者であった人々の社会復帰に大きな妨げとなるばかりでなく、社会問題としての精神保健対策の立て方にも大きな支障となっている。

現在の知識で、精神病の遺伝問題はどのように理解すべきものなのか、その根拠は何で、その対策はどうしたらよいのか、これは精神障害全体にからむ問題なのでまず最初に取り上げることにしたい。

(1)精神病の原因としての遺伝の意味

精神病が遺伝だとか血筋をひくなどといわれる主な理由は、家系の中に同じような患者のあらわれる頻度が一般にくらべて高いと思われていることにあるようである。ここで問題になる精神病とは、統合失調症や躁うつ病のような特別の場合であって、中毒や外傷や炎症など外的な原因で脳が侵された場合に伴っておこってくる精神病は一応論外なのであるが、それさえも一概に精神病として遺伝が心配されていることがある。

ここでは一番数の多い統合失調症について、それが遺伝だといわれている根拠がどこまで確実なのか、科学的に吟味してみることにする。ただ家族内に何人もの患者が出たからといって、すぐ遺伝だときめてしまうことができないのは、結核のような伝染病にも家族内感染ということがあって、家族が次々に倒れる可能性があることを考えると納得されるであろう。事実、明治・大正・昭和のはじめの頃までは結核も血筋だと思われていて、結核菌が発見されてからも遺伝病のように取扱う人々が多くいた。社会が結核について本当に血筋を問題にしなくなったのは、結核の治療が十分な成果を収めて、予防の対策の確立した第二次大戦以後のことであるといってよい。

一方では糖尿病のように、家系内に何人も同じ病気の人がいても一向に遺伝病としての常識のつくられないものもある。この病気はわが国では重症の場合が数少なかったことと、半世紀も前から治療の方針がおよそでき上がっていたことなどが関係しているのであろう。

このようなわけで、ある病気が遺伝病だと思われているのは、ただ家系内に患者が続発するということだけによるものではない。患者の数、原因のあいまいさ、治療の方針が確立しているかどうか、病気の内容、そして何よりもまず治って活動している実例を社会の人々がどれだけ知っているか、などにかかっている。

統合失調症の遺伝が結核や糖尿病とどのように違うか、くわしく調べてみると、意外なことにこの三者はまことによく似た結果を示す。遺伝研究の方法として最も普通に行なわれているものは二つある。一つは家系研究、他はふたごの研究である。患者の近親の中の発病危険率を一般集団の中のそれと比較するのが家系研究であり、遺伝型のひとしい一卵性のふたごを、二卵性のふたご（この場合には遺伝的には兄弟姉妹〈同胞〉と同じことになる）、特に同性の二卵性のふたごと比較して、遺伝と環境の役割を調べようとするのがふたご研究である。

統合失調症の遺伝学的研究には、身体病の場合とはくらべものにならないほどにいろいろな困難がある。後でのべるように、精神症状の評価や分類は客観的妥当性を得ることが難しい場合があり、つまり診断自体に問題がおこることがあり、また精神症状は変化し発展し消失することが数多くあって、長年にわたる経過の観察が必要となる。これがしっかりしていないとすべてのもとになる統計資料の価値がゆらいでしまうのである。

さて、統合失調症について、一般集団の中での頻度または生涯発病危険率は、一斉調査による二九報告の中位数は〇・八二％で、大人が一二〇人集まればその中に一人の患者がいることになる。この数は一般の方々には驚くほど多いもののように思えるかも知れないが、一〇〇人以上の大学のクラスの中には一人ぐらいは統合失調症になる人がいるという経験を思い出してくだされば、案外実際にも近い数であることがうなずけるであろう。ところでこの数字は調査の行き届いた国ではどこも大体同じくらいである。洋の東西を問わず、また、戦争や社会変動の大きな時期を通じてあまり変化のないものである。これもまた常識とは少し異なる事実であろう。発病危険率は、ある集団内での患者の率（有病率）や、ある期間内に新たに発病する人の率（発病率）とは区別される。

統合失調症者（調査の発端となる人だから発端者という）の近親中の発病危険率について、多くの研究から得られた中位数を井上英二氏の集計によって示すと次頁の〔図1〕のようであって、これを一般の頻度とくらべると発端者の同胞や子供では一〇倍以上になり、一般にいわれているように統合失調症者の家族の中に同じような患者が多く見出されるという経験は、このような調査研究からも裏づけられている。

次に統合失調症のふたごの研究を今では古典的といわれる数字についてまとめてみると、一卵性双生児の一方が統合失調症であるとき、他方も統合失調症である率（これを一致率というが）は内外六つの統計で五八～六九％、一方、二卵性双生児、特に同性のものについては一一～一八％であって、両群の相違は歴然たるものである。似たような数字は精神医学の教科書のどれにもかかげられていて、分裂の発病に対する遺伝の役割の大きさを示す根拠になっている。

だがこれらの数字から統合失調症を遺伝によって発病するものと単純に考えてよいかどうか、もう一度吟味してみなくてはいけない。例えば、伝染病であることが紛れもない結核について、一卵

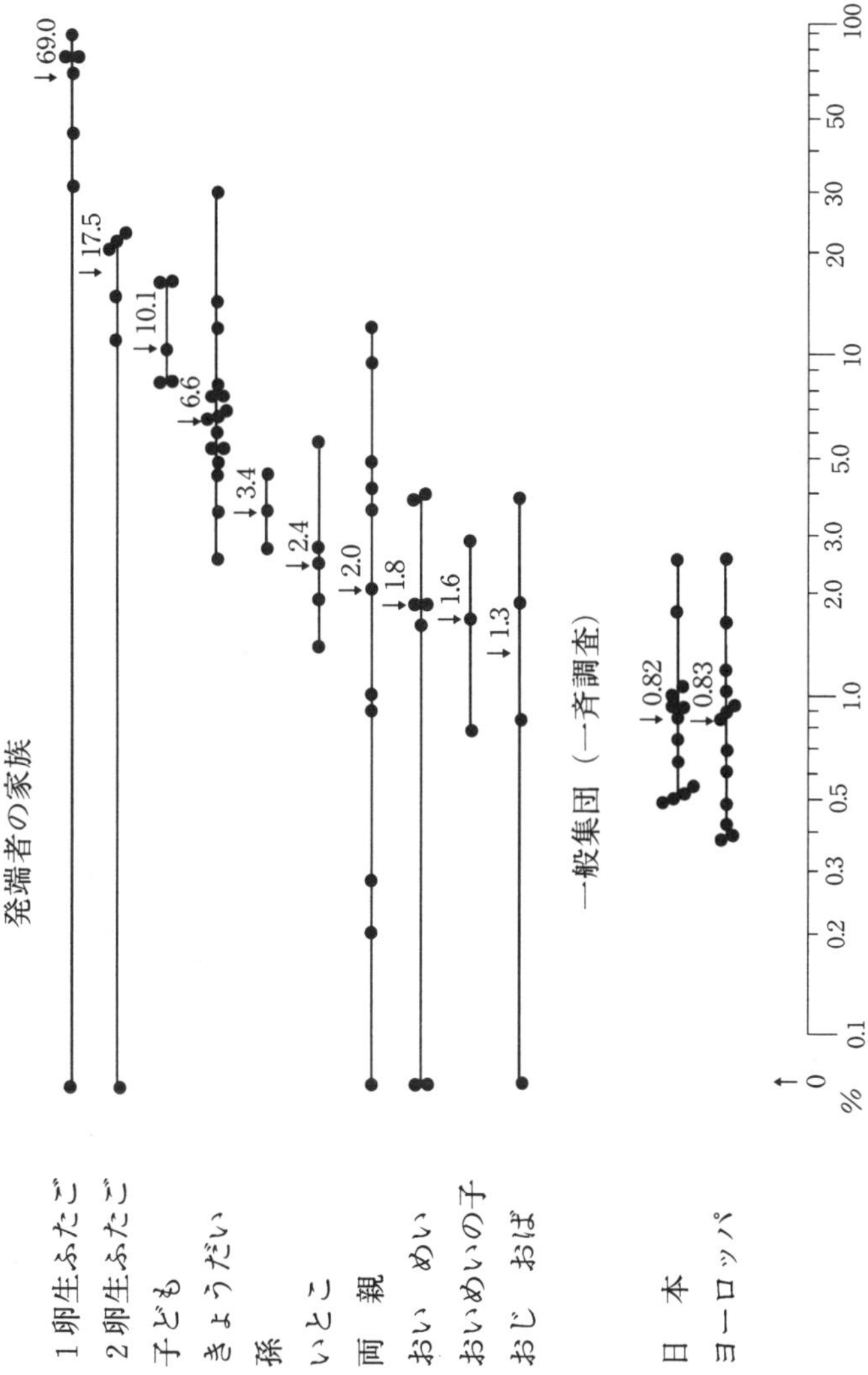

図1　統合失調症の発病危険率（↓は中位数）〔井上英二氏による〕

性双生児の発病の一致率は六七％、二卵性では二三％という報告がある。また慢性の内分泌疾患である糖尿病では、一卵性双生児の一致率は六一％、二卵性同性双生児では一六％という集計がある。これらの病気でも発病に対する遺伝の役割は大きいといわなければならない。そしてその程度は統合失調症の場合とほぼ同じようなものである。結核についての上述の数字は抗結核剤療法が現在のように進歩していなかった時期の患者を含んでいるから、現在この数を調べ直したらずっと少ないものになってくる可能性がある。それでも、一卵性、二卵性の差ははっきりとあらわれることだろう。というのは急性の伝染病でも、この差がみられるからである。ポリオ（急性脊髄前角炎）では、一卵性双生児の一致率三六％に対して、二卵性六％という報告が見出される。ポリオには不顕性感染といって、ポリオ・ウイルスに感染しても発病しない例が沢山あるが（生ワクチンで予防できるようになったことは良く知られている）、発病する場合にはやはり遺伝が一役演ずるということが考えられる。

このような他の病気の例をあげた理由は、統合失調症の発病に遺伝が関与することは確かなようであっても、その関与の程度は結核や糖尿病と同じ程度のものであって、もし結核や糖尿病を社会的に遺伝病扱いにしないならば、統合失調症もまたそうしてはならないことを意味している。

従来の統合失調症のふたご統計は、その発端者を精神病院の入院患者からとっている。ある期間に新入院してくる患者を順にとっていくか、ある期間のある地域の在院者の全部の中から発端者を抽出している。このえらび方では入院しない統合失調症者は除かれるから、当然重症の人が多くなるし、またふたごが二人とも入院している場合、つまり一致例は不一致例よりも確実にとらえられるから、もとの資料が一致率を多くする方に偏るおそれがある。またこれらの数字は、母集団の数、すなわち発病の危険年齢（通常一五歳～四五歳と考えられている）にあたる人々を今後その中から発病してくる可能性を考慮して半人分に数えるというような統計操作の上になされたものであるし、さらに昔のデータには一卵性・二卵性の区別（卵性診断）にも不確実な資料がまじっている可能性があった。

標本抽出（サンプリング）の偏りをなくするには、全人口の中の双生児を数え、その中から統合失調症の発病者を拾えばよいのだが、その両方が整備されているような登録制度のある国はスカンジナビアにしかない。ノルウェイで、一九〇一～一九三〇年の間に生まれた双生児の中から、一九一六年から発足した精神病者の登録制度をもとにして統合失調症者を抽出した調査が一九六四年にクリングレン（E. Kringlen）によってはじめられた。その報告によると統合失調症入院者の一卵性ふたごの一致率は二五％、同性二卵性のそれは七％、入院しない患者まで含めると、一卵性は三八％、同性二卵性は一〇％であった。この数字は依然に報告されたどの数よりも少ない。

患者（発端者）から出発して正確な診断基準にもとづいた近年の諸報告によれば、一卵性の一致率は四七～五〇％、二卵性は九～一四％であって、統合失調症の発病には遺伝が関係することは確かなようである。両者の一致率の比が四より大きい場合には、遺伝の形式は劣性でも優性でもなく多因子遺伝が考えられる。しかしそれは遺伝がすぐ発病というようなものでなく、他のいろいろな要因が関与してはじめて発病という事態が生ずるものらしい。そこで不一致例のふたごを良く調べて、何が不一致にさせたかを追求することが重要になった。

岡崎祐士氏が自験例や文献によってのべるところによると、一卵性不一致双生児の胎内期の発達の不均等、胎生中期の大脳皮質形成マーカーとしての指紋の相違から推測される何らかの内外要因（遺伝因子でも環境因子でもありうる）、分娩遅延（低酸素症）のような産科合併症、磁気共鳴画像、MRIによる明らかにされた脳構造部位の萎縮、さらにDNAレベルにも微細な相違のある場合などがあげられる。一方、一卵性双生児の中で環境要因の大きく違った場合の一致率の変化の有無は、次にのべる養子法によって調べられた。ただし一卵性不一致例の次の代の「子供」にみられた統合失調症発病率が「親」の発病の有無にかかわりなく同一であったという報告は意味するところが大きい。

遺伝と環境の役割を調べるのに、養子にいってから統合失調症となった人々について、養家先の家族（父、母、同胞）と実家の家族とを比較して統合失調症の発現頻度を調べ、また対照として、正常人の養子に行った人について、その養家系と実家系との本病の頻度と比較して研究することもできる。デンマークでなされたケティ（S. S. Kety）らの研究によると、養家系では、統合失調症者の親族と対照正常者のそれとの間に差がないのに、実家系では本病の親族の一〇％に近く本病とその疑いのある人が見出され、対照正常者との差は統計的にも十分有意であった。この結果は資料のうちの生後一ヵ月以内に母親から離れた養子についても全く同様であった。この報告の示すところによれば、統合失調症の成立を環境的要因だけで理解することが困難であることを、ふたご法とは異なる側面から明らかにしているといえよう。

上述の種々な集団遺伝学的研究では統合失調症圏ともよばれるものの中に、診断的に疑義のない病者と境界例といわれるもの、病質的性格などを含めている。また、本病が単一の疾患であるかどうかは必ずしも明確にされていない。

井上英二氏は、多数の一卵性のふたごのデータにもとづいて、統合失調症は慢性進行型（または中核、古典的病型）と慢性軽症・一過性型（ときに反応性病型を含む）及び再発型（周期性・再発性）の三型に分けられるという。第二の軽症・一過性の型が一番数の多いものである。慢性進行型のふたごの病前性格は常に病質といわれるような特徴をもっており、相手が不一致の場合でも、その人は病質であった。軽症・一過性型の場合の病前性格には病質も正常もみられ、再発型の場合の病前性格ははっきりした特徴がなかった。家系を調べて統計的に遺伝の型式を推測すると、上述の三型はそれぞれちがっていて、慢性進行型の場合には劣性遺伝が、再発型の場合には優性遺伝が考えられるのに対して、軽症・一過性型では単純な遺伝型式は考えられず、身長や知能のように、多数の遺伝子が集まって作用すると理解されるようなものであった。

満田久敏氏や外国の研究者も似たような意見を発表しておられるが、専門の立場からすれば統合失調症の遺伝は一括して論ずべきものでなく、各々の亜型を考慮して研究すべき段階になっているといえる。

(2)統合失調症の疫学的研究

病気の発現の仕方を環境の側から研究する方法に人類生態学の一つである疫学とよばれる分野がある。疫学というのは流行病（疫病）の発生要因を統計的に調べる学問で、精神病の疫学的研究というと奇妙な感じを与えるが、発生の頻度や分布、環境的諸要因の解析などは流行病と同じ方法を用いるのでそうよばれているわけである。

昭和三八年（一九六三）の厚生省の精神衛生全国調査では、無作為に抽出されたサンプルについて、社会階層、収入などが統合失調症の有病率との間に明らかな逆相関の関係があることが示された。階層・収入の低いものほど本病の発生が高いのである。かつて結核が貧乏人の病気であったように、本病もまた貧乏人の病気である。

社会階層と統合失調症有病率の相関は一九四〇年代にアメリカのシカゴの生態学的調査で指摘されて注目を集めたものであった。シカゴでは本病の入院率は市の中心の最低の社会階層で最高であり、周辺の最高階層で最低であった。同種の調査はアメリカの諸都市のほか、イギリス、台湾などでも行われて類似の結果を与えているが、階層と有病率の逆相関は大都市では明瞭に直線的であるのに、中都市では明らかでなくなり、小都市では消えてしまうことも認められている。

社会階層の低さは社会的心理的ストレスの加重を伴っているので統合失調症成立の原因となるのであろうという意見と、本病に罹患したために結果として社会階層の低下を来したのであろうという意見（吹き溜り仮説）とがある。吹き溜り仮説は社会淘汰の一種であるが、これを立証するには実際の患者について社会階層低下の事実を明らかにするか、親と患者の階層を比較して低下を確認することが必要である。また対照として一般の社会階層変動率を明らかにしておく必要がある。そうでないと一度得た地位を失うというよりは、その階層から期待される高さに登ることに失敗するというような場合も相対的低下に数えられることになる。このようなわけで、病者が低社会階層に多いという事実の因果関係については、複雑な要因がからんでいるというのが実情であろう。

昭和四一年に実施された沖縄の精神衛生実態調査によると、人口千人に対する統合失調症の有病率は八・二と本土の二・三（昭和三八年実態調査）に比して三倍以上の高率になっている。この差は主として調査の精粗や診断の差にもとづくものらしいが、沖縄住民の置かれた社会経済的・心理的条件の苛酷さを考慮することも必要であるようだ。一般に、被圧迫階層や少数集団に有病率が高いことは、アメリカの黒人、カナダやアイルランドのカトリック教徒などについて報告されており、また、移住者の中の有病率の高いことを示した報告も少なくない。いずれの場合にも統合失調症の成立に環境要因の重要性が示唆されているが、社会的孤立、社会的適応障害などがどのような意味をもっているのかは粗大な社会学的な指標による分析からは明らかにはされない。単純なストレス仮説が不十分であることは、戦争・社会的経済的変動などによって病者の総数が増加するものでないことからも明らかである。要は生活状況が統合失調症の発病にどのような意味をもつか、個々の症例についてきめ細かく検討がなされねばならない。次の章で家族問題が取り上げられているのは、遺伝と環境が実際に個人に働いて人格が形成されるのは通常家庭を場にして行われるからである。

(3)遺伝と発病は直結しないことの実例

遺伝と環境との発病に対する役割を理解するためには、明瞭な遺伝病でも発病に至る過程を人工的にコントロールする場合には発病しないようにすることができるという極端な実例を示すことが適当であろう。

遺伝的精神薄弱の一種であるフェニルケトン尿症は、アミノ酸の先天的代謝障害の一つであって、フェニルアラニンを酸化する酵素(肝臓にあるフェニルアラニン水酸化酵素)が欠けているために、血中のフェニルアラニン量が正常の数十倍にもなり、それが正常の代謝経路のわき道にそれて正常人の尿中にはほとんど証明されないフェニルピルビン酸(ケト酸の一種)が尿中に大量に出現する病気である。この病気の主症状は重い精神薄弱と皮膚が白く毛髪が赤毛になる色素異常とであり、人口一~二万人に一人くらいの割合に発生するものである。わが国では、すべての初生児になされる血液検査で似た頻度の患児がみつかっている。

フェニルケトン尿症(phenylketonuria,PKU)は劣性遺伝の病気で、患者の両親はフェニルアラニン水酸化酵素をつくる遺伝子をそれぞれ半分しかもっていないからヘテロ保持者といわれ、現象型としては正常であるが、その子供たちの1/4にこの遺伝子もっていない人(ホモという)が生まれ、この子がPKUになるわけである。

フェニルケトン尿症があると、なぜ精神薄弱がおこるのか、そのからくりは完全にわかっているわけではないが、生後脳の発達する時期(誕生直後から四歳くらいまで)に血中のフェニルアラニン量が高くならないようにしておくと、知的発達障害をかなり食い止められることがたしかめられている。おそらく、体内に過量のフェニルアラニンがあると、脳のアミノ酸代謝が乱されて、脳の発育を妨げ、アミノ酸に由来する神経伝達物質（脳内アミン）の生成も障害されるからであろうと考えられている。

ところで、体内にフェニルアラニンが蓄積しないようにするには、姑息的な手段だが、ミルクや食物中のフェニルアラニンの量を必要最小限度にへらしておけばよい。フェニルアラニンは必須アミノ酸の一つで、動物性植物性の蛋白質のほとんどすべてのものに四〜五％は含まれているから、これを取除くのは大変厄介な話である。しかし現在ではフェニルアラニンのごく少ない特別のミルクが売りだされているから、生後できるだけ早く診断をつけて、このミルクで赤ん坊を育てればよい。そうすると精神薄弱にならないですむ。初生児の血液検査が普及したのはそのためである。一旦、脳ができ上ってしまうと、脳は高フェニルアラニン血症に抵抗力ができるとみえて、段々に普通の食事にかえていっても大丈夫なようである。

色白、赤毛で眼も青い子になるのも、過量のフェニルアラニンが皮膚の色を決定するメラニンの体内合成を阻害するためであって、低フェニルアラニン食にすると毛の色が黒くなることが知られている。

この例でわかるように、遺伝的に規定された宿命的な病気でも、発病をコントロールする方法がみつかれば病気にならないですむ。もし世の中にフェニルアラニンの存在がずっと少なかったら、この遺伝病は病気として存在しないかも知れない。遺伝がそのまま発病につながるものではないということを私たちに教えてくれた点で、フェニルケトン尿症の経験はまことに貴重である。この経験が手本になって、いろいろな先天性代謝障害による発達障害がみつかり、それぞれに対策が立てられるようになった。将来は低フェニルアラニン食などという姑息な手段ではなく、欠けている酵素自体を補給してやることによって、さらには遺伝子操作によってもっと完全な治療ができるようになるにちがいない。

統合失調症の話に戻ると、これはフェニルケトン尿症の遺伝型式のように単純劣性などというのとはちがう。最大多数を占める井上氏の軽症・一過性型では、いくつもの遺伝子が交渉し合ってできあがる多因子型式の病気だろうというのが現在の見解である。しかも遺伝は発病を規定する要因の一部にすぎず、脳の形成障害や生活史の中でさまざまな環境要因をうけて、まが悪いと発病してしまうというようなものであるらしい。多因子多段階発症仮説という。だから発病までの諸要因をよく飲み込んでおくと、発病を食い止める可能性が十分にありそうである。フェニルケトン尿症のような明瞭な遺伝病ですら、発病のからくりをつかめばコントロールできたことを思えば、精神科医が精神病の予防や治療に積極的な意欲をもつことの意味がわかるであろう。

2　精神病における家族の問題

遺伝と環境がともどもに精神病の発病に関係しているといっても、その根拠は間接的で内容はひどくぼやけている。そこで具体的に個別的な症例検討を行って、その経緯を明らかにする必要がおこってくる。遺伝と環境が共に作用する場として、まず第一にあげられるのは家族である。夫婦と親子でつくられている家族が、その中で生れ育つ子供たちにとって、どれほど大きな意味をもっているかは、あらためて考えてみるまでもない。子供は父母から半分ずつの遺伝子を貰い、一人前になるまでの主な部分を家庭ですごす。生物学的にみれば、人間ほど未熟の状態でこの世に生まれてくる生物はない。長い発達と成熟の時期を通じて子供は両親から人間社会の文化的遺産を分け与えられる。生存の仕方、日常のしつけ、対人交渉のもち方、言葉、社会的な規範、そして世界に対する個としての自我の確立など。ここで子の「人柄」つまり行動の特性がつくられ、「人となり」ができ上る。ついでながら、パーソナリティなどというよく用いられる外国語よりも、私には、「人柄や人となり」などの日本語の方がふさわしい言葉のように思われる。

行動の型は身体の機構と共に父母から子供に伝えられ、しつけや習慣は同時に父母がその親たちからうけついだものである。子供は意識にのぼらない行動の面でさえ、両親から規定されているところが多い。日常的でさり気なくそれがみられる時、私はその深さに打たれる。

電車の向かいの座席に家族づれで外出する一家が賑やかに並んでいる。と、走っている電車の上空をヘリコプターが近づいてすぎていく。父と子供たちが一斉にふりむいて窓の外を見上げる。その仕草は細部にわたるまで型にはまったように同じである。母は赤ん坊をあやしていて外をみない。

また、ある大きな葬儀場で、死者の一族が並んで会葬者を迎えている。死者の令息である喪主を先頭に妻、子、孫、同胞を含めて三代の人々が序列に従って並んでいる。容貌はもちろんのこと、姿勢、身のこなし、気のくばり方などから、死者の血縁者と死者の妻の親族とをおよそ見分けることができる。風体の変わった会葬者の登場のような新規の刺激に対して、両家の人々の反応ははっと思うほどに異なっている。私は死者に対して敬虔の念を欠くことを恥じながらも、三世代を通じて行動パターンの伝達される好例を目にすると、知的好奇心を押えることができない。このような動作の伝達は遺伝と環境のブレンドであろう。

このようなことが精神病の伝達と何の関係があるのかといえば、患者の親族には精神病とは異なりながら患者と近似する多くの行動パターンをみるからである。

精神科医が家族の病理性に気付いたのは、日常の面接場面で頻繁にそれに遭遇するからである。昔はそれをすぐに遺伝に結びつけて、両親や同胞に潜在的な精神病があるなどといったものである。しかし問題はそれほど単純ではない。

両親や同胞は患者の状態を案じている。その感情や考え方は、患者の状態に対する反応であると共に、同時にその背景をなしているのが普通である。昔、私は年老いた子供思いの母親から、長く入院していた患者である息子をひそかに殺してくれと頼まれて仰天したことがある。腹を立てた私が彼女を問いつめて理解したことは、彼女が息子の世話を面倒くさがっているのではなく、自分の死後のことを考えると、彼を生かして置けないほどに案じていることであった。ただし息子に対する母親の愛情は、占有感に満された利己的なものであると同時に、自分以外には息子の面倒をみてくれる人がいるはずがないという他人に対する不信感に裏づけられているものであった。このような感情は、息子が病気になってから一層強まったものではあろう。だが病歴はこの母子の結びつきが病前から異常に強かったことを記している。皮肉にも発病当初、息子は母のつくる食物に毒が入っているのではないかと疑っていた。母への反発と独立への欲求が被害妄想の奥にうかがわれる。

一般に、患者の両親は子供の病状に度はずれた心配を示すかと思うと、一方で敵意や無関心を示すことがある。患者と一緒になって周囲を妄想的に非難するかと思うと、患者を頭から病人扱いにして子供の気持ちを理解しようとしない態度もある。

患者の気持ちを医者がたずねている時、横から口を挟んで答えてくれる親がある。聞いているうちに自分の気持ちをのべているのか、子供の気持ちを推察してのべているのかさえも、区別がつかなくなることがある。そして親の子供の心理状態についての理解は、しばしば間違っていて、親の独断を子に押しつけている場合が多い。

面接の場に親子がいる時、親子の交渉は奇妙なゆがみをみせることがある。父母の間でてんでんばらばらの意見をのべることがあるかと思うと、片親が他方を圧倒して意見をのべさせず、他方は一言のべるにも一々相手の顔色をうかがってしゃべるといったことがある。

両親が組になって子供をいためつけることもあるし、片親が子供を楯にして配偶者に敵意や攻撃を示すこともある。

精神病者の家族の病理性がみられるのは、このような面接の場合だけではない。長い治療期間を通じて家族との交渉を重ねていると、家族のもつ雰囲気が患者の発病にとって意味をもつことが理解されるばかりでなく、治療も家族ぐるみの協力を必要とするものであることが益々明らかになってくる。

一般に、精神科医は患者が発病してからはじめて当人や家族に会うのが普通だから、病前の状態を知ることは少ない。次にのべる症例は発病の一月前に患者とおこるかも知れない発病について話し合ったというわりに珍しい例である。

〔症例4〕M子さんは当時三五歳で、彼女の弟が慢性の統合失調症にかかっていたので、病気について話し合う機会が持てたのである。彼女はその時、突然に父親に対して強い敵意をこめてその暴君振りを非難しはじめた。父は活動的な事業経営者で、家族の中に精神病者がいることなどをいささかも感じさせないような人物だったし、家族は皆行儀正しく質実な人たちで家庭内の葛藤などありそうにもなかったから、私はかなり戸惑いを感じさせられた。

その頃までに私の知り得たところでは、父は明治気質の勤勉力行の士であり、子供たちの教育には熱心であり、貞淑な母と共に模範的な中産階級家庭をつくっていたようにみえた。子供たちの中でも智能の高かった彼女は、両親特に父から可愛がられていたようであった。私は当時精神病者の家族問題がそれほど重要なものとは知らなかった。

彼女は「弟が精神病になったのは十分理解できる」といい、「それは父が悪かったためです」と断言した。そして「自分も、このうちにいたのでは、いつ発病するかわからない」と私に訴えた。

彼女は十数年前に長く結核を患い、性格的にひ弱だった同胞が発病したりしたために結婚を断念して会社勤めをしていた独身の婦人だった。私は「あなたのようなしっかりした人は病気になるはずはない」「あなたは父上に対して期待が多すぎるのではないか。父上も年をとられているのだし、父は父、自分は自分でやっていかなくては」などと、今考えれば全く見当外れのことをいって慰めたつもりだったのである。

私の言葉の空しさは一月後に立証されてしまった。夏のある暑い夜、彼女は家の外に寝間着のままにさまよい出てパトロールの警官に保護され、錯乱状態で精神病院に入院させられ、私はそこで彼女に会うことになった。彼女は夢とも現実ともつかない体験を語った。その晩寝ていると、かつての婚約者が彼女を呼ぶ声をきき、外に出てみると死んだはずの婚約者が門前にいて、二人でどこかで一夜を明かしたそうである。相手はどこに行ってしまったのかわからない。私は「真夏の夜の夢」だなと嘆息した。

それからの七年間、彼女には断続的に強い幻覚と妄想の状態が続く。その間二度の入院。軽快して就職すると再び追跡妄想と烈しい幻聴になやまされて、住所を転々とし職をかえなければならなかった。幻聴は主として性的な内容をもった誹謗で、「処女ではない」「ふしだらな女」というようなもの。あてこすり、あざけり、盗み見、探りなど。すべてを自分に関係づけて被害的に確信する典型的な妄想であった。父に対しても近親相姦的な被害妄想をもったので、父も腹を立てて面倒をみなくなってしまった。彼女はぎすぎすに痩せ、とげとげしくなっていった。

直接の主治医でなかった私に、ある時ふと、自分の詳しい生活史を語ったのはどういう訳だったのか、それはよく分らない。多分私は彼女の話し相手として残されていたただ一人の人間だったからであろう。

その時の話は、父に対する直接の敵意ではなく、まず母に対する不満であった。母は身体も病弱でことごとに父に追従する自己主張の乏しい人としてのべられたが、さらに話の中心は姉との同胞抗争だった。彼女には穏やかなのんびりした姉があった。両親は姉を娘らしく扱い、着物をつくる時はまず姉さんに作ってやり、妹の方は勉強が好きだからといって本を与えられた。あなたもきれいな着物がきたかったのかと私は笑った。患者は自分が疎外されていると感じ、それを見返すために猛烈に勉強して優等生になった。姉は学校を卒業すると嫁入り修行をして結婚し、妹は大学を出て就職したのだが、病気や婚約者の死亡で婚期を逸したという運命も彼女の被疎外意識を助長したことは否めない。

彼女は献身的な努力に生き甲斐を感ずる強固な性格の持主で、家族の中の誰よりも父に近いお気に入りの娘であったはずである。父は娘の精神病が悪化するたびに、入院させて治そうとしたが、娘はそれを拒否するばかりか、父がそばによることも不潔だといって拒否したのでついには援助を放棄してしまった。そして、娘が被害妄想から家を出て、多大の経済的社会的な苦労を重ねながら独立生活をするのにも助力の手をさしのべなかった。彼女にとってはこれもまた父の差別待遇を立証するものであった。

私はその話を聞いてから老父母の家を訪ねた。そして彼女の心境を話し、父が娘を疎外していないという証拠を財産の分与という形で具体的に示してくれないかと頼んだ。その話にまず共鳴したのは意外にも母親であった。母は自分が同じく次女として育ったために、両親が姉にくらべて自分をどんなに差別待遇したかを語り、娘に心から同情したようであった。いつも父に対して遠慮がちにふるまっていた老母が、生き生きと積極的に老父を説得している姿は注目に値することであった。老父は「正に三代話ですな」と笑って、私の提案に同意し、「無駄かも知れないが」といいながら娘に持家を一軒与えてくれた。

患者は自分の家に住むようになって居住の不安は一応なくなったものの、被害的幻聴による近隣との紛争はなお絶えなかった。そこでもう一度入院治療が行なわれて数ヵ月の十分な薬物療法がなされてから、幻覚が消失した状態でうちに帰って来た。

以来一〇年、現在彼女は前後七年間にわたる幻覚と妄想から解放されて、全く正常に会社勤めをしている。隠居生活の老父母との関係も見違えるように和やかである。彼女はもう五〇を越えた。しかし、さっぱりと身だしなみのよくなった姿は、かつての病中よりも若く美しい。

最後の入院の時の薬物療法は決して特別なものではなく、以前入院した時の処方と全く同じものであった。

彼女にかつての不安が消え去ったわけを聞いてみると、彼女はその理由を答える代りに、父母が自分に対してどうしてあんなに優しくしてくれるようになったのか「不思議ですわ」と反問めいた感想をのべただけであった。

この症例が私に教えてくれたことは多い。彼女の発病も治癒も、彼女の心理的な過程では家族内の人間関係を中心に動いている。これが病気の原因といえるかどうかは議論の多いところであろうが、家族内の環境的要因が病状を大きく動かしたことは否定できない。もし、私が彼女の家族に対する心理的状況をもっと早く、できるなら発病前に、理解していたならば、彼女とその家族の長い苦悩は予防できたかも知れないとさえ思うのである。

家族は病気をつくるのに一役演じたとしても、病気を治すためにも大きく働いてくれた。医者が家族の病理性だけを指摘するのは間違いで、家族こそ治療のための最も強力な協力者になりうることを、私は学んだのであった。

この症例ははじめは文句なしに統合失調症と診断されていたが、今になってみると診断がちがうのではなかったのではないかという精神科医もあるかも知れない。医者的な診断議論はさておいて、この症例を精神病の家族問題の例として受取ってほしいのである。

一九五〇年代からアメリカで精神病者の症例に即した実証的な家族研究がはじまった。研究の中心は統合失調症者の家族研究なのでそれについてのべると、患者のみならず家族成員もまた病的だという前述の印象的指摘から、本病者には欠損家庭が多いとか、長子や末子に多いとかいうような統計的資料が提出され、次に養育者としての母の態度が重要視されて、「統合失調症因性の母」schizophrenogenic motherというような言葉がつくられた。ある研究者は母の排斥的態度を、ある者は逆に過保護的態度をその病因としてあげた。アメリカではこの考えが精神科医の中にひろく行きわたっていたらしく、病気の子供の治療を求める母を悩ませ混乱させることが多かったようである。わが国でも翻訳されて広く読まれた、『トニーよ、二人して歩こう』という病児の母の記録には、母親の苦悩に満ちた十数年の体験談と共に、母の養育態度を批判する精神科医に対して鋭い反批判が記されている。この本には私にとって別の意味で興味深いことがある。原著の題名は「A stranger, My son」であって、直訳すれば「見知らぬ他人、わが子」である。著者は、結局、わが子と別々に歩かなければならないことをさとって、この病気に対する将来の生物学的研究に期待をつなぐのであるが、それが日本語訳の表題では、二人して歩こうという情緒的な甘ったれたものに変えられてしまっている。それが出版社の商業的判断によるものかどうか私は知らない。

さて、病者と母の関係が強調された後、それだけでは不十分なことは間もなく明らかとなった。両親と同胞を含めた家族全体の人間関係のあり方を発病と関連づけて考慮することが必要となった。アメリカに少し遅れてわが国でも、井村、藤縄、笠原、黒丸、高臣の諸氏が、臨床的に実験的にさまざまの角度から家族研究に取り組んできた。

日本でもアメリカでも、両親の関係として指摘されたのは、リッズ（T. Lidz）らが分離schismaticといい、ゆがみskewedとよんでいる葛藤の二形式である。前者は夫婦が互いに対立し、一方が相手への感情に子供を巻き込んでいるものであり、後者は優位な配偶者がその偏った傾向によって、家庭全体をゆがんだ考え方や感情で支配するものである。またウィン（L. C. Wynne）らが偽相互性pseudo-mutualityとよんでいる形式も重要であって、家族がお互いに表面上のまとまりを維持することに協力して形式的平和を保っているものの、それは家族成員に必然的におこってくる成長や変化を融通の効かないわくにはめるために、内部の緊張が高まって破綻を来すものである。上述の〔症例４〕の家族は子供たちの発病前には偽相互的なものであったと考えられる。

これらいろいろの家族関係の型を通じて見られる特徴は、世代間の境界の混乱、両親の家族内での役割分担の不適当さ、家族内人間関係の変化に応ずる可能性の乏しさ、家族内のコミュニケーションの独特さである。

病者の家族内コミュニケーションの異常性について重要な寄与をしたのは、アメリカのベートソン（G. Bateson）、ジャクソン（D. D. Jackson）らである。彼らは、病者が他人からの情報を正確にうけとめるための能力に欠陥があることを中心的な障害とみる。そして患者が状況や相手のサインを正しく理解できないのは、家庭内で親のつくりだす情報系の欠陥に由来することを主張するのである。

彼らが二重拘束仮説（double-bind theory）としてのべる主張の中心点は、「統合失調症者の母は同時に少なくとも二つのオーダーのメッセージを表明する」ということである。例えば母が子に対して、言葉の上では「お前は疲れているのだから早く寝なさい」といったとする。そしてその言い方や態度からは、うるさそうな気配があったとする。子供は「お前が嫌だから早く私の前からいなくなれ」と受取るべきか、「疲れていると自分をいたわってくれている」と受取るべきかの選択に迫られる。早く寝て母の敵意を肯定すれば母の見せかけの愛を承認することになっていつわりの関係が維持されるし、疲れてはいないと頑張って寝なければ露わな反抗となってやはり母を傷つける。ここには芥川龍之介が短篇の『手巾』の中で書いているような言語的レベルの情報と動作的レベルの情報の分離が隠微な形でみられるのであって、母や父が子供に対してこのような経験を長いこと集積するならば、子供自身の情報認知や表現の障害をひきおこし、同時にまた感情の両価性ambivalenceもつくりだすのだというのである。彼らによれば精神病はこうしてでき上るのだろうという。

先にのべたトニーの母親は、トニーが母のいうことにすべて反抗するので、寝かせたいと思う時にはおきていなさいといいつけたことをのべている。この話はわが国の阿呆鳥の昔話を思い出させる。父の言葉にすべて反対ばかりしていた息子が、臨終の際の父の遺言にだけは従って父の遺体を海に棄てた。村人がそれは山に葬ってくれという意味ではないかとあざけったので、息子は後悔のあまり阿呆鳥になって、阿呆阿呆と自嘲しながら海辺を永遠にさまようことになったのだという。

統合失調症の発病に家族内の人間関係が深い意味をもっていることは多くの症例を吟味すると必ずといってよいくらいに見出されることである。しかし、同じ両親のもとに育ちながら発病しない同胞の方がはるかに多いことも事実である。発病した者が家族のゆがみを一手に引受けて病気になり、それによって家族の中にある意味の均衡状態がつくり出された結果、他の同胞の精神的破綻が食いとめられているとみられるような場合もある。精神科医は、患者が治療によって立ち直りかけると、家族の中からそれをさまたげるような動きがおこってつぶされてしまうというような苦い経験をいくつも持っている。このようなことから、家族内には病的なホメオステーシス（自動的な平衡調節）が働いているなどといわれるのである。

井村恒郎氏らが患者とその父母兄弟に心理的なテストを行った成績によると、他者の感情の感受性（エンパシー）や認識能力は、病状の軽快した患者が家族の中で一番正常な反応を呈する場合さえある。このような時、患者はむしろ病的な家族の犠牲となって症状をあらわしたものであるとみられる。また井村氏らは、症例研究の結果から、母よりも父の病理性を強調しておられる。

だが、家族の病理性に気を取られて、その正常性を見失うならば大きな誤りであろう。上述の〔症例4〕やその他の例から私の経験したところでは、家族は自分たちの病理性をもちながらも、それを補修する具体的な方向が示される時、極めて積極的に治療協力者となるものであって、わかっているようなことをいいながら受動的で、破綻をくりかえす患者とはわけが違うという感じがする。

医師が治療の困難を家族のせいにして放棄しているような場合に、家族はどうして患者の力になってやることが出来ようか。家族悪者論は、第二次大戦後の一時期に米国では大流行した。我が国でも、「反精神医学」の風潮をいまだに引きずっている医療者の中には、家族を治療協力者として重んじない人がなお残っているのは残念である。

この四〇年来、我が国では、精神障害者の家族会が病院や地域を土台として各地につくられるようになり、全国的な連合体（全国精神障害者家族会連合会、ぜんかれん）も結成されている。家族会の仕事は多方面にわたるが、各家族の切なる願いは自分の患者をよくしたい、助けてやりたいというところに発している。この願いに具体的な対応策を講じて応じようとする医師や治療者側の熱意が家族会の活動を力づけている。

口で言うのはやさしいが、問題は重くむずかしい。しかし患者のことを家族ぐるみで考えるようになったことは、精神病の理解と治療にとって大きな前進であることは間違いない。

3　精神病の発病状況

精神病の発現に家族の人間関係が深くからんでいることを前章でのべたが、ある人がなぜこの時期にこのような症状をもって発病するのかという問題については、実はほとんど答えられてはいなかった。この章では発病状況をさらに一歩踏みこんで調べてみたい。

先頃、ある精神科医が、一般雑誌に「ある日突然に」という書き出しで次のようなことを書いていた。「統合失調症は原因のわからない病気だ、だからいつ誰が発病するか判らない。ある日突然にあなたは精神病になるということだっておこりかねないのだ」

だが一体、統合失調症はそのような病気であろうか。患者の心理からみても医学的にいってもこのような言い方は誤解を生みやすい。医者自身本心からそう考えているのだったら、それを予防し、治療することなどどうしてできよう。

八〇年前に、夏目漱石は、『明暗』の第一章で、主人公の津田に似たようなことをいわせている。津田は病院帰りの電車の中で自分の体について考える。〈「此肉体はいつ何時《なんどき》どんな変に会はないとも限らない、……さうして自分は全く知らずにゐる。恐ろしい事だ」〉、此所迄働いて来た彼の頭はそこで留まる事が出来なかった、……突然彼は心の中で叫んだ。「精神界も同じ事だ、精神界も全く同じ事だ。何時どう変わるか分らない。さうして其変わる所を己はみたのだ」彼は思はず唇を固く結んで、恰も自尊心を傷けられた人のやるやうな眼を彼の周囲に向けた。〉

漱石がこのような感想を津田に語らせている背景には、どのような経験があったのだろうか。千谷七郎氏は漱石にうつ病の体験があったという。津田の言葉に含まれる切実感は実際にうつ病の体験がなければ書けそうもないことである。

現在、多くの身体病はある日突然におこるものでないことが常識になってきた。しかし、精神病は、突然に闇の力でおこされるという考えはまだ根強く残っている。ただし、精神病が闇の力でおこされるとしても、それは発病が何らかの状況のもとにおこるということとは少しも矛盾するものではない。もし、われわれが発病状況を把えることができれば、それを制御する可能性をもてるはずである。私は、統合失調症もうつ病も決して常に「ある日、突然におこる」病気だとは思わない。さらに闇の力が多分に生物学的な意味であるとしても、身体の病気と同様にいつかは私たちはそれを制御できると期待している。

〔症例5〕X君は二六歳の会社員である。母と共に自発的に診察を求めに来た。表情も態度も服装も正常で、言葉も応対も円滑な青年である。ただ少しばかり元気がなく、困惑気味で自分の体験を訴える。本人は二ヵ月前に新しい会社に転職したのだが、「職場の雰囲気が変わったために落着かず、電話のやりとりが多くて、他人の電話まで気になる。簡単な仕事を間違え、能率が一向に上らない。先週から休んでいるが、うちでも勉強ができず、ぶらぶらと暮している」という。当人と私が話している間に、母親がしばしば口を挟むので、当人がいらだってそれをさえぎることに気がついた。母は息子を病院に来るほどの病人とは思わず、息子にいわれてついて来たのだが、どうも腑甲斐ない息子だとなげいている。

さり気ない会話の間に、私がキッと緊張したのは、彼が次のようなことをいい出したからである。「自分はどうも会社で何か誤解されているようだ。会議に出ると人に悪印象を与え、自分のうわさが会社の中に広まり、通勤の電車の中でも批難めいたものを感じる。自宅にいる時も外で人の声して何か自分のことを言っているように聞こえる。内容はよくわからない。何か自分をめぐって非常に大きな誤解が生まれているのではなかろうか。会社をやめたいが、この誤解を明らかにしてもらわないと将来に大変なことになると思う」

私は心の中でいう。「Xさん、君は今大きな危機に立っている。初期統合失調症はまさにそういった形式ではじまるのだ、周囲の日常の出来事が今迄と違った特別な意味で満され、自分が世界の中心に立って、世界は君の周りに動いているように思いはじめた時、――コンラート（K. Conrad, 1905-1961）というドイツ人はそれを反コペルニクス的転換と大げさなよび方をした――君は妄想気分の状態に陥ったといえる。これを体験した人は、その後今迄と違った新しい生活を歩まなければならない。だが、よくこの時点で病院に来てくれた。私はこれから何年にもわたって、君の生活の破綻を防ぐ手伝いをしよう」これは幻覚や妄想などと一緒に陽性症状といわれる。

この人の病気は、一見ある日突然におこったようにみえる。しかしそうでないことは、彼の生活史と最近の状況を聞くとわかってくる。彼はひとり息子で、勉強の他何も知らないといってよいくらいの優等生であった。教育ママの母親の期待を満して名門大学を卒業した後、さらにコンピュータのエキスパートになろうとしていた。最近の転職もその線に沿った行為で、前の職場もいわゆる一流会社だったにも拘わらず、彼は上役や同僚の止めるのを振り切って、意地ずくで、さらにエリートの会社を目指したものであった。何が彼をそのようにかり立てたのか私にはまだよくわかっていない。ただ、彼は自分の生き方や人間関係のもち方にかなりの特徴をもっている人だった。仲間と遊ぶことも独りで楽しむことも知らなかった。仲間が勤務時間中にレジャーの話をすると、それは背徳のように思えた。今時、わりに珍しい一途な真面目人間である。彼の仕事癖には人間関係で満されない欲求不満を代償する意味があるのかも知れない。あるいはまた、彼の「生き甲斐」はこのような形で生きることにあったのかも知れない。人は誰でもそれぞれに「自分の生き方」をもつ。新しい会社の就職面接の時、彼は滔々と将来の抱負を語り、相手の幹部にほれ込まれたくらいだったらしい。この高揚し緊張した二、三ヵ月の後に突然の挫折が来た。

これを単なる感情の変調とみるか、「自分の生き方」についての深刻な屈折とみるかは、みる人の任意であるが、これに引続いておこって来た出来事は、彼のその生涯に長く影響を残すようなものであって、私はこの状況が彼の人格の核心に触れる問題だったのだと思う。

X君は幸い独身で、家庭の事情も悪くなかったので、私は彼が早くこの危機から遠ざかるために退職した方がよいとすすめた。そして二ヵ月間の薬物療法を行なって、不安や緊張をやわらげ、思いの他、早く別の会社に移ることが出来た。

もし私が、X君の発病の前に彼に会う機会があって、彼がこのように深刻な状況にあることをさとれたならば、発病を食いとめることができたかも知れない。しかし実際に、患者が発病前に医者を訪ねることはあまりないし、またたとえ会えたにしても〔症例4〕(P.52参照)のM子さんの場合のように、危機が迫っていることがわからなかったかも知れない。

実は私が、精神病の発現が人格の核心にふれるような危機的な状況のもとにおこることを、後からの繰り言としてではなく、先への見通しとして知るようになったのは、精神病の再発の経験を通じてである。

昭和三三年から、当時私のいた群馬大学の精神科グループは、統合失調症の再発予防計画というのをはじめた。一旦治癒した状態にまで立ち直った人たちが、またある状況で症状を再燃される傾向を何とか食いとめることができないだろうかというのが当初の課題であった。私はこの経験を通じて、精神病の再発が患者の「生き甲斐」や「生き方」にからんだ危機的状況と関連することを知った。再発は初発と異なる諸条件を含んでいるとはいえ、初発と共通する条件も含むはずであり、再発条件の分析を通して過去の発病条件を推論すると、再発も初発も一部に共通するものであることが想定された。

再発時の精神状況は外見的には突発したように見えるものでも、よく調べてみると決してそうではなかった。通常、何らかの意味で準備されていることがわかった。再発をくり返す人では大まかにその型がきまっていて、毎回似たような経過をたどって病的な症状があらわれてくる。それをとらえればある程度再発は防ぐことができる。

群大の同僚、江熊要一氏と湯浅修一氏らによれば、再発状況を生活環境と本人との関係からみる時、受動型と能動型の二つの型に分けられる。前者は、生活環境の変化が外から与えられるもので、生活の拡大を意味するものが多く、当人には生活課題の解決や新たな適応を要求される。後者は、当人の行動上の特性から、現在の環境に安住することができず、自分の方から均衡をやぶって生活を拡大し新たな課題をつくりだす。そしてどちらの場合も、自分で処理しきれない状況にはまり込むことが共通している。

具体的には試験、就職、転勤などの社会的特権のからむことや、恋愛、縁談、結婚などの性に関係する出来事、および金銭的なやりとり、家屋財産などの経済的諸問題である。身体の疲労というような場合もある。これは誰にでもある欲の問題、苦労の種ではないかという人があるであろう。ただし、まさにそういった世俗的な課題の処理にからんで、精神病、特に統合失調症の発病や再発がおこるという事実は、精神異常を遺伝や不可抗力のせいにする人たちが多い現在、強調する必要があるだろう。

ただこれを外見的に受取られては困る。一見非特異的な世俗的の課題の処理の困難であっても、それが当人の生き甲斐や人格の核心にふれるほどの特異的な問題であることが発病状況となる眼目であって、独特なストレス状況である。それは当人の人格または行動特性を知れば知るほど明らかになってくる。

一般に発症（初発、再発をとわず症状のでること）状況はかなり持続的な経過であるが、時には急激にはじまって危機に陥ることもある。そういう場合は当人にとって特に過敏な感情的反応をおこす一群の体験を中心にひきおこされるものであって、いわゆるコンプレックスのからんでいる状況である。

ある女教師がひどく取乱した態度で病院にあらわれた。彼女の過去何回かの発症経験からみると、このような状態が二、三日続けば、必ずといってよいくらいに、被害妄想や幻聴があらわれてくることが予測されていた。江熊氏が「どうしたの」と尋ねると、彼女は同僚の男の教師に、「あなたは家庭的な女でないね」といわれたそうである。彼女は二年前に結婚していたのだが、元来、未熟な奥さんであって、女としての自信に欠け、夫婦の関係はたえずひそやかな危機をはらんでいることがわかっていた。

その時江熊氏は彼女に対して「そんなこといった先生はあなたに気があるんじゃないの」と、かなりぶしつけな反問をしたそうである。この一言で彼女の感情的混乱は急速に軽減した。危機的状況をつくりだした他人の言葉そのものに、別の解釈もありうることを示唆して、彼女の女性としての自尊心を婉曲に支持したやり方が効を奏したのである。これは心理的危機を精神療法的に処理したまでのことで、病気とは一見、関連がないかのように思えるかも知れない。だが、この危機が病状の再発につながるという点が問題なのである。

こうして私たちが発病・再発の状況を深く知れば知るほど、発症を食いとめる可能性が増すことも確かのように思われる。

統合失調症とならんでもう一つの大きな精神障害であるうつ病の発病状況にも似たところがある。症例としてあげる二人の婦人は特殊な例ではなく、ごく普通のうつ病患者であり、ともに外来で治療して治った方々である。

〔症例6〕M夫人は六〇歳で、夫が会社を定年退職した機会に夫と共に夏の一ヵ月を欧州旅行ですごそうということになった。当時流行ってきた団体旅行である。

M夫人は生まれてはじめての海外旅行で、しかも一ヵ月もうちをあけるなどしたこともなかったので、大いに張り切って計画をたてた。留守の間は娘夫婦が来てくれることになったので安心だが、旅行の準備を三ヵ月前くらいからはじめると共に、留守中うちをとりちらかしておくことも気が済まないので、押入れを片付けたり、着物の整理をしたり、こまごまと気を使った。

ところが五月になると、朝早く目がさめるようになり、朝方元気がなく、おきるのが億劫になった。外出するのも大儀で人に会うのも面倒である。ふだん可愛がっている孫が訪ねてきても相手をするのに疲れてしまい、むしろうるさく、わずらわしいほどである。こんなことで欧州に行けるだろうか、いっそやめてしまおうかと考えた。しかし同行を誘った友人もあり、破約することも申し訳ない。せっかく夫婦ではじめての大旅行をするというのに、夫だけ行かせるのも気の毒である。行こうか止そうかと迷って決断がつかない。

こんなわけで食欲もへり、力なく私の前にあらわれたのが六月のはじめのことである。生気がなく、うつむきがちで口数も少ない。励ましてみると、「私駄目なんです」とわびしげに笑う。「主人に済まなくて」と傍の夫に気兼ねをする。「後一月半のうちに元気になれるでしょうか」

診察すると、身体の方には全く異常はなく、血圧なども普通である。ただし、食欲は減少し、便秘に傾いている。精神症状の面からいうと、これは全く典型的な軽い「抑うつ状態」である。睡眠障害ではじまり、憂愁気分があり、思考や行動に抑制があって、自責感がある。身体に力が抜けて重い感じがある。身体的抑うつという気分である。

普通に考えると、M夫人には憂うつになる理由は全くないはずである。逆に大いに張切っていてしかるべきである。しかしまた力みすぎて疲れがでたということも考えられる。といっても疲れるほど仕事をしたわけでもないから、問題は主として精神的なことである。漱石のいったように、いつどう変わるかわからない精神界の出来事で、闇の力にふり廻された結果であるようにもみえる。

ここにまた別の症例がある。

〔症例7〕Ｉ夫人は六八歳で、夫は二〇年前に没したが、娘一人、息子一人を無事に一人を無事に一人前にし、二人とも結婚し、それぞれ二人ずつの孫がある。今春、息子は家を新築して、母の部屋を特別につくってくれたので、それまで娘夫婦のところに同居していたのが、息子の方に引越して来た。

彼女はそれまで狭い家で賑やかな孫たちと一緒に、ちっとものんびりさせてくれないといつも苦情をいいながら暮して来たのだが、やっと待望の静かな生活を送れる境遇になった。嫁はよく気のつくやさしい人で、別に気づまりなことはないが、娘との間ほど気がおけないわけではない。自分の部屋に引込んで、好きなことをして、のんびりできる身の上になったのに、何となく気持ちが落着かない。朝は早く目覚め、朝おきるのが大儀である。昼間どうしていればよいのかわからない。

「頭が馬鹿になってしまって、今しまったものもどこに置いたのかわからない」「こんな馬鹿な祖母がついていたのでは、孫娘の将来の縁談に差支えるし、息子の出世の妨げにもなる。いっそ死んでしまいたいと思うけれども、死ぬ気力もない」一日中落着きがなくてうちの中をそわそわと歩き廻り、同じ繰り言を何百遍もくり返すので、息子夫婦も娘夫婦も参ってしまった。

診察室でも「どうしたらよいかわからない」「馬鹿になってしまった」「皆に迷惑がかかる」とばかりいい、いらだち、苦しそうである。当人は物忘れがひどいというが、話してみれば決して呆けているわけではない。

I夫人の場合も身体的には特別のことはなく、問題は主として精神的なことで、症状からいえば苦悶、いらだちの強い抑うつ状態である。昔なら入院をすすめるところだし、当人も私は廃人だから入院させてほしいというのだが、娘さんがよく面倒をみてくれそうなので外来で治療を続けることにした。

I夫人のうつ病の発病状況にも、常識的には憂うつになる理由はなさそうである。姑嫁関係は別に問題はなさそうだし、表面的には当人の希望通りの環境に移れたはずである。さて、〔症例6・7〕の二夫人をならべてみると、二人には著しい共通点があった。二人とも地味で物堅い人々であり、何事もきちんとしていないと気が済まず、人まかせに出来ないたちであった。几帳面で仕事に打ち込む傾向が強かった。他人に対しては思いやりが深く情にあついといわれており、またこまごまと他人の面倒をみる性質でもあった。

以前に今回と似たような憂うつ症の時期があったか聞いてみると、二人とも一回ずつあったらしい。M夫人は、一六年前に精神科に三ヵ月間入院して電気ショック療法をうけ、それで治ったという。I夫人は、戦後の苦しい時期に夫に死なれた精神的打撃から、二、三ヵ月間、腑抜けたようになっていたという。M夫人は前回の入院の際には、子供の大学入試を自分のことのように張り切って気を使い、子供が合格した後に逆に元気がなくなってしまったそうです。

こうしてみると、どの場合にも、生活状況が外部的に何らかの変化を来し、それをこなし切れないで破綻が来たことがわかる。中年以後の婦人には家庭に没入して、それが「自分の生の全部」になっている人がある。ここに「生き甲斐」も「自信」も「生の安定感」もある。このお二人はまさにそのような人たちであった。そこにおこった変化は、外見的には、より幸せにみえるものであっても、彼女たちを根底からゆるがしたのである。

M夫人の欧州旅行、I夫人の引越しがなかったならば、二人のうつ病はおこらなかったであろう。

それとも人生には苦労の種はつきないものであるし、一見幸せの種も苦労のもとになりうるのだから、二人はいずれにしてもうつ病になったであろうか。どうもそうではなさそうである。

二人のうつ病の治療は、主として薬物療法によってなされた。うつ病の薬（抗うつ剤）は共によく効いて、M夫人は欧州旅行を無事にすませることができたし、I夫人は三ヵ月の後に普段の状態に戻って通院をやめることができた。後になれば二人とも、どうしてあの時、あんな気持ちになったんでしょうと笑いながら述懐する。うつ病は人生の谷間のようなもので、後になれば殆んど後をとどめない。だから、死にたいといったほどの苦しみもどこかに行ってしまう。うつ病の波はくり返すくせがある。だから、もし今後、大張切りがはじまったり、気が抜けそうになったら、早目に私のところにおいでなさいよという忠告は与えてある。彼女たちはおそらく忠告を覚えていてくれるであろうが、自分ではもう大丈夫と思っているに違いない。

さて、これからもう一歩踏みこんだ問題がはじまる。X君も二夫人も共に新しい状況に対応しようとして挫折した。しかし、X君はなぜ妄想気分をおこし、二夫人は抑うつ状態になったのであろう。精神医学での病名をつけるとすれば一方は統合失調症であり、他方はうつ病である。このような違いは三通りの仕方で説明される。第一は両方が異なる生物的な原因によって自然におこるもので、発病状況は単にきっかけを作ったのにすぎないとする。第二は、両病はそれぞれしかるべき状況に対しておこした心理的な反応で、その内容が違うには、患者のもともとの人柄が異なるからだと考える。第三は、両者は心理的な状況の下におこされた生物的な反応で、その違いは特に反応の形式の面にあると考える。

これら三つの見解は、どれもまだ十分にその正当性を裏づけるだけの証拠を示すことが出来ない。それにはまずここにあらわれてきた反応という概念を吟味しなくてはならないし、生物的という言葉が何を意味するかものべなければならない。反応性の精神障害については次の章で、反応の諸型式をさらに詳しくのべることにし、生物的という言葉の内容は第Ⅲ部の諸章でのべることにしよう。ここでは、ただ、統合失調症と躁うつ病の両者が、一旦発症した後でどんな経過をとるかについて、話をするにとどめたい。可逆的な反応ならば必ずおさまり、不可逆的な反応なら後に変化をとどめる。生物の特徴として、経験は履歴を残し、それが残らない場合にも周期現象を示すことがある。

上述のように、X君に対して私ははじめから何年もつき合わなければならないことを覚悟したし、事実彼は長期に亙って私のところに通院して薬を飲んでいた。これに対して、M夫人やI夫人はその後年賀状で元気でいることを知らせてくれるだけである。X君は再就職した会社でまた張り切って仕事をはじめた後、もう大丈夫だといって勝手に服薬をやめ一時私のところに来なくなった。私は彼がもう一度挫折しないことを祈りながら、多分再びあらわれるだろうと予測していた。彼が憔悴した姿で病院にあらわれ、また会社をやめるといったのは半年後であった。彼は同僚がまた自分をやめさせるような工作をしていると訴えた。不幸の予測はあたって、妄想の再発である。彼は仕事の能率がすっかり落ち、以前のような能力がなくなったと自信を失っている。私はいう、「君がまた来ることを心配していたのだ。まだ私から離れては駄目だ」。一ヵ月の休養と服薬の再開で、彼は思い返して職場に復帰した。「自分は小学生の生徒のようだ。学校が嫌だと思うと何がなんでもやめてしまうように、会社に行かなくなってしまう。自分でも何と子供だろうと思いますね」というのがその時の述懐であった。こうして彼は少しずつ自分の行動の特性を理解しはじめ、医者との関係を切らなくなった。さらに一年たったある日、彼は仕事場でまた他人が自分にあてつけを言ったと思い一週間悶々として苦しんだ。そして今度は休まないで私のところに相談に来た。相談に来ようと思った時煩悶は消えていた。彼は悪口を言われたのは事実であると確信していながら、「私は一体どうしたんでしょうね」と自ら嘆じている。「病気と思うかね」と聞けば「病気じゃありませんよ」と答える。「じゃ何故薬飲んでるの」と言えば「先生が飲めというからですよ」。彼にはかつての野心は消え、自信は失われ、黙々と通勤する会社員の姿があるばかりである。見方によっては人格変化が来たともいえるであろう。無気力、無感情、無口は陰性症状といわれるが、彼はそれとは違う。社会復帰した回復者の中にも、このような人が少なくない。私は、彼の社会復帰を支えることが出来ているという喜びと共に、心の張りを失った彼が気の毒でならない。私の治療はまだ不十分である。

一〇年後、しばらく治療関係から離れていたX君から久しぶりの電話があって、長い間お世話になってありがたかったという挨拶である。私は身震いして実家に至急連絡をとり、彼がいるという温泉地に急行するように伝えて母親を驚かした、二日後に彼の死を知らされた私はひとり涙を流す他はなかった。

4　反応としての精神障害

反応という言葉は、精神医学ではさまざまの意味に用いられている。身体の病気、例えば急性伝染病で高熱を出した場合とか、心臓、腎臓、肝臓などの病気で重症になった場合とかに意識が曇ってうわ言などをいうような時には外因性反応というし、酒や一酸化炭素などによる急性中毒も薬物による急性中毒も中毒性反応という。頭部外傷で気を失うのも反応といってよいが、これらすべてをまとめると、脳の障害による器質的反応と呼ばれる。

これとは違って、何らかの心理的な原因によっておこって来た精神障害も反応と呼ばれ、これらは特に心因性反応と名付けられている。

心理的原因といっても、ある人には何でもないことが他の人には大問題であるし、心因性反応をおこすかおこさないかは原因自体よりも当人の受取り方にあることが多いから、体験反応と呼んだ方が適当だと主張する人もある。ただし、ある体験をした場合に、心理的な反応は必ず伴うとみてよいから、精神医学で問題とするのは、そのうちでも、質的に量的に時間的に特に異常と見なされるもの（異常体験反応）だけである。

一般にある精神的な異常が心因性もしくは体験性と判断されるには、大まかに次のような目安がある。原因と目される事件と反応の間に、そんなことがあればこんな気持ちになるのも無理はないというように、理解できる関連があること、またはその体験が他人にも通じること、追体験できること。原因とされる事件の後に反応的体験が生じること。原因がなくなれば、遅かれ早かれ反応の方もなくなること、などである。

ところが現実の事態はそれほど簡単ではなくて、一見原因と見えるものが実は本当の心因ではなく、真の原因は別のところにあり、反応をおこした当人自身がそのことを意識していないことがあり、また原因がなくなっても、一度おこした反応はなかなか消えないこともある。どんな人でも反応をおこすに違いないような超個人的な事件では、反応をおこさない方がむしろ異常で、例えば原爆を落された時に平然としている人はまず間違いなしに病人であるし、反対に特別な原因と思われることもないのに、あれこれと異常体験反応をおこすのは、主として個人的なその人の人柄によるものである。

心因と外因（または身体因）との関係も一筋縄ではいかない。緊張や不安は血圧を上げ、悔恨や自責は胃痛をおこすが、その結果高血圧や胃潰瘍になったとすれば、それは心因反応だけではなく精神身体的反応（心身症）であり、高血圧や胃潰瘍は逆に精神的にいろいろの反応を及ぼすから、それは身体精神症（身心症）である。あらわれた症状は同じでも、その出来方が異なるから、経過に重点を置いて心身（あるいは身心）連鎖と呼ぶ方がふさわしいかも知れない。

興味があることには、人間の経験は限りなく多様で、各個人の性格も千差万別であるのに、人々にあらわれる心因性反応にはいくつかの型があることである。そこで症状の型をみると、原因や経過を知らなくても、およそこれは心因反応だなと見当がつくから不思議である。

〔症例8〕W子さんは一八歳の大学一年生で、今年地方の高校を卒業して東京の大学に入った娘さんである。この学校は、彼女によると、派手な雰囲気で肌に合わない。話し相手が二、三人できたが、一人は活発な都会娘で、その人が他の友人と派手につき合うので離れてしまった。当人はおとなしい真面目な人で勉強家であったが、大学に入ってからは勉強に身が入らず通学に気が進まない。しかし一学期成績は悪くはなかった。夏休みに帰省して、九月からまた学校にかよいだしてから、問題がはじまった。

九月末のある日、教室に入って少したってから尿意を催した。我慢していると顔が赤くなり動悸がして来て、いたたまれない気持ちになった。先生が自分を注意しているようで、顔を上げられない。そのうちに授業がはじまると必ずお手洗いに行きたくなる。あらかじめ便所に行っておいても駄目である。とうとうある日講義の途中で飛び出してしまったことがあるが、その日から、またそうなったらどうしようかと取り越し苦労をして授業に出られなくなり、下宿先に引篭もりがちになった。

そのうち、学校に出ようとして電車にのると尿意や動悸がおこるようになり、死んでしまうのではないかというほどの不安にとらわれる。とうとう独りではいたたまれなくなって、上京した母親につれられて病院にやってきた。

体格も栄養もよい娘さんで、どこが悪いのかと思えるくらいである。母は娘の容態を細かく書いて来て読み上げ、私の言うこともいちいちノートにつけないと気がすまないようなので、これは願い下げにして貰った。父は地方都市の実業家で、娘が郷里の短大でもいいといったのに、「大学卒でないといけない、お嫁入りに差支える」と主張したそうである。

この娘さんの主な訴えは、尿意とか動悸とか身体の故障が表面にでているが、要するにそれは不安や緊張のあらわれであって、しかも発作的に強くなることが特徴である。不安発作という状態であるらしい。もっとも、診察室で私と話していたのでは何ともない。精神科にくる前に内科に行って心電図などもとって貰って来ているが、身体的には全く異常がなく、内科からの紹介状には、心臓神経症と診断がついている。泌尿科に最初に行ったら膀胱神経症といわれたかも知れない。

さて、体は大きいがおとなしいこの娘さんと二人だけで話をしてみた。はじめてうちを離れての東京生活は彼女にとって心細いものであったらしい。この大学はマスプロ大学ではなくて、割に少人数のクラスで講義をうけることがあるが、最初尿意を覚えたのはそのような国語のクラスで、彼女の得意の学科でもあった。先生は年若い講師で彼女に好感をもってくれているらしいので、彼女もこの学科の勉強はよくしていたが、ある時一寸した質問にも答えられなくて、顔に血の上る思いがした。その先生の次の時間に、先生は自分の方を見なくて、別の学生に質問をしたそうである。じっとこらえているうちにお手洗に行きたくなって来た。

心因性の反応はこの症例に見られるように、最初の症状の発現状況を詳しく聞くと、そのいきさつがわかってくることが多い。後になると不安の種はどんどん増えて、すべての授業、学校、通学用の電車と拡大し、不安症状に対する予期不安がさらに不安の種となるから、当初の異性に対するひそやかな関心などはすっかり蔽いかくされてしまう。

精神医学的な診断は不安神経症（パニック障害などとも言われる）で、彼女が現在、薬もなしに無事に学校に戻れたのは、私の喜びとするところである。

〔症例9〕五六歳のある山村の主婦Fさん。一ヵ月前に急に声が出なくなって、かすれ声で話が出来るだけである。耳鼻咽喉科で診てもらったところでは、声帯の動きが不十分であり、どうも神経的な障害ではないかということで紹介された。原因と思われるものは周囲の者にもわからない。いろいろ事情を聞こうとすると、大げさに緊張して声を出そうとするが、うまく話ができない。彼女にとって、これは重大な出来事であるはずなのに、御当人はわりに無頓着な態度なのも妙な話である。

そこで感情的な緊張をやわらげ、暗示性を高めるために、ベッドにねかせ、イソミタールという睡眠剤を眠りこまない程度にゆっくりと静脈注射しながら、一つ二つと勘定をさせたり、発声練習などをしているうちに、ある時点から急に普通の声が出るようになった。薬をつかって患者との接触をよくする方法は睡眠面接といわれるやり方である。以下はその時に聞いた話である。

半年前に村長選挙があった。候補者は二人。一人は前村長で彼女と親類つづきの旧地主の主人。もう一人は村で新興勢力の商店主。選挙戦は激烈をきわめ、村はほぼ二つに分かれてしのぎをけずった。投票の結果は、結局、前村長の再選ときまったが、その後で選挙違反の摘発が行われて、村会議員一〇人を含め、村人の多数が警察で調べられた。地方新聞にも大きく取扱われ、記者が村に入って来てあれこれと聞き歩いた。

彼女自身には何もうしろめたいことはなかったが、親類、縁者、近隣の誰彼のことを非常に気に病んだ。警戒心が強くなり余り外に出て話をしなくなった。

声の出なくなった当日には、隣の雑貨屋のおかみさんが来ていた。彼女は村でも名の通った情報屋で、しかもあいにく、反対勢力の側に属していた。Ｆさんは困ったお客だとは思いながら、お茶を出して話をしようとした時から声がでなくなった。以来二ヵ月、いろいろ医者にかかったが治らずに来院したのである。

面白いことには、よく聞いてみると、彼女の声が出なくなったことは、五年前にも一回あった。ちょうど、五年前に、皇太子（現天皇）が山登りの途中で村に立ち寄られたので、村をあげて大騒ぎになった。彼女は婦人会の世話役で出たが、皇太子の到着される前に急に声が出なくなった。そこで世話役を遠慮してうちに帰った。この時は三日後に自然に声が出るようになったそうである。

いまどき、こんな素朴な話があるのは山村ばかりだろうと思う方があるかも知れないが、実はそうではない。大都会の真中でも時に聞かれる話である。Ｆさんの症状は失声症とよばれるものであって、診断はヒステリーである。現在は身体表現性障害ともいわれる。

ヒステリーというのは、心因性反応の一つの型で、感情的な葛藤をうまく処理できないでいる時、それが無意識のうちに身体の症状や精神的な症状に転換されて、病的な形で一種の自己欺瞞が行われるものである。この時、転換に用いられる機制は、緊張した時喉がつまるように、正常にも感情的な反応としてあらわれる比較的単純なものであって、それが固定され誇張されて病気の姿をとってくると見なされる。こうして出来上った病気は、それ自体困ったことではあるけれども、都合のよい隠れ蓑になる一面があって、病気に逃げこんで難をまぬがれるといった側面がある。Fさんは気の小さい人で、晴れがましい席に出ると声もかすれてしまうくせがあったが、選挙違反のからんだ招かれざる客人の前では、ちょうどうまくその病気が出たので、話をしないで済んだ。もっとも、その後二ヵ月も声が出ないのでは困る。彼女が病気を治してほしいと病院に来ながら、何とはなしに自分の病気に対する真剣味が欠けているような印象を私に与えたのも、病気が一種の隠れ蓑に使われたことに関係がありそうに思う。フランスの神経病学の先達でフロイト(S. Freud, 1856-1939)の先生でもあったシャルコー(J. M. Charcot, 1825-1893)が、この特徴を早くも見抜いていて、気取ったさりげなさ belle indifference とよんでいる。

ヒステリーはもちろん意識的にたくまれた仮病とは違う。けれども私たちが感情の処理に困った時、意識もせずに逃げの手を打つことがあるのは、遺憾ながら承認せざるを得ない。フロイトの精神分析がヒステリー患者についての経験を出発点として、無意識の病理を展開したことはどなたも御存知のことであるが、彼の初期の論文「日常生活の精神病理」には、私たち自身にも思いあたることの多い物忘れや間違いが、本質的にはヒステリーと通ずる機制で生ずることがよく書かれている。「誰でもヒステリーになれる」といった精神科医がいる。実際、強烈な体験にさらされる時に、ヒステリー症状の出て来ることは生命の知恵とさえ思われる。私は戦時中、高射砲隊の照準手がヒステリー性の失明になった例を経験したが、私自身も急降下して迫ってくる敵機をまともにみすえることが出来ず、眼を閉じ顔を埋めて身動きも出来なくなった経験をもっているので、自分とこのヒステリー患者の差はほんの紙一重だと思うのである。

〔症例8〕のお嬢さんの尿意や動悸にもヒステリー的な機制が働いていないとはいえない。話はやや専門的になるが、この場合には現象面に不安発作が前景に立っていたから不安神経症とよんだのであって〔症例9〕の主婦は転換症状が前景にあったのでヒステリーと診断したのである。ヒステリーの主婦にも症状成立の機制としては不安の背景があったことも当然である。

ヒステリーという言葉は、このように症状（または精神状態像）をさしていう場合と、心理的機制を意味する場合とがある。またヒステリー性格として、誇張的に自分を見せびらかす傾向のつよい性格特徴をさす場合もある。俗にヒステリーをおこしたなどというのは、感情的爆発のことをいうので、症状としてのヒステリーはいわゆるヒステリー性格の人に特に多いとは限らない。

〔症例10〕S氏は四二歳の小工場主。五年前、父から譲られた仕事を順調に経営していた。明るい社交的な人柄であるが、やや調子にのりやすい二代目タイプであり、家庭では亭主関白の風をふかす。二男一女の父である。

昨年秋、取引先の工場が倒産して、かなりのこげつき金ができた。このような失敗は本人が事業を受け持ってからはじめてで、四苦八苦、苦労をして損害を食いとめようとしたが、うまくいかなかった。しかし経営は何とかやってきた。

ところが今年の春、思いがけない高額の税金がかかってきた。予期しないことだったのでひどくショックを受け、もう駄目だ、破産だと取りみだし、夜も眠れず、頭をかかえて烈しく身もだえする。日中も落着けず、まとまらない仕事をしたり、奥さんにあたったり打ちしおれてため息をついたりする。四〇男の経営者にしては少しだらしのない姿である。Sさんは焦燥がひどく家人の手にあまるほどだったし、環境をかえることが有効と思われたので入院させ、鎮静剤と抗うつ剤を与えて睡眠をとれるようにした。ただし、朝おきるとさっぱりするが、午後はつかれていらいらしてくる。一方で友人がいろいろ援助してくれ、税金減免の申請をしたところ思いの他かなりの減額を得ることができた。この頃から患者は急に元気を恢復してきて、無事退院することができた。その後、同様な状態になったことはないらしい。

S氏の診断は心因性うつ状態というべきもので、私たちが精神的打撃をうけた時に憂うつとなりいらだち意気消沈するのと本質的に変わりがない。ただS氏の場合は少し程度がひどく騒ぎが大きかっただけである。

S氏のうつ状態と、〔症例6・7〕のM夫人、I夫人のうつ状態とは、症状面ではかなり共通するところがあるが、いろいろ異なった点もある。まず、前にのべた心因反応の目安からいえば、S氏のうつ状態の方が反応としての要件を明瞭に満していて、そのおこり方も治り方も心理的な原因と目される出来事と直接に対応している。一方、二夫人の方は、生活の中のある出来事に対して反応したというよりも、生活環境全体の変化に対して応じきれなくなったという意味をもつ。身についた「生き方」を守れなくなったという表現で発病状況をのべたのは、それが全人格的な深さをもつからであった。

S氏を心因性うつ状態と呼ぶのに対して、M、I両夫人は内因性うつ病（または躁うつ病性うつ状態）とよばれるが、内因性の意味や「状態」と「病」の言葉の使いわけは後にのべることにして、両者のちがいだけをここに指摘しておく。

〔症例11〕Y子さんは二七歳の未婚の娘さんで、事務員をしている。自発的に来院したのだが、主な訴えは「自分の気持ちが相手に通じてしまう」「気持ちが集中しない」「いやな言葉をしゃべってしまう」という奇妙なものである。

彼女の父は当人が三歳の時に卒中でなくなり、母と弟との三人暮しである。五つ年上の姉はすでに嫁している。当人はこれまで特別の病気はなく、中学を上位の成績で卒業した後に工場の事務員、社員寮の事務などをして現在に至っている。月経は不順で三月に一回くらい。家系に精神障害者はいない。

当人の性格はこちこちで融通性がなく、内気で敏感なところがあるかと思うと、きちっとしていないと気がすまないし、物事にこだわる傾向がある。しかし特別なくせはなかった。馬鹿正直で気が強い。もっともそれを外に出すことは少なく、控え目で蔭の力になる方が好きであった。

現在の症状がはじまったのは、今年の春頃からであるが、その前年の暮ごろ、ある社員に好意をもってつき合っていたところ、相手に結婚の意志がなくて自信を失った。易者に名前が悪いといわれて何度もかえたことがある。

今春から、人に会うと手がぴーんとしびれる。人に会うのがこわい。四月に見合いをしたが後で少しおかしいのではないかといわれて破談になった。七月、自分の気持ちが母に通じているはずなのに母がわからないというのでいらだった。例えば自分が貯金通帳のことを考えていると、母がそれを知っているはずなのに知らん顔をしている。七月、ある病院の神経科を訪ねたら統合失調症といわれ精神安定剤をもらったがだるくてねむいばかりであった。医者は当人のいる前で母に「統合失調症はなおりにくくて自殺することもあり、遺伝も関係する」といったので、彼女はひどいショックを受け、症状が悪化した。八月は最も烈しく、泣いたり笑ったり、とりとめのないことをいったりして、母も本当に精神病になったと思った。同業の医者である私としては嘆かわしい話である。

秋になって私のところに来た。当人のいうことを聞いてみると、〈何でも周囲の人が自分の考え通りになる。ふと「お客が立ち寄りにくる」というとお客がくる。それは不思議なんです。全部、私の思う通りになる。人のハンドバッグが気になり「お金もちだ」という言葉が出、それが相手に通じる。相手の方に申し訳ない。自分に関係のない言葉が何度も出て集中できない。タクシーに乗ると「完全犯罪」などといってしまい、運転手に変な顔をされる〉。その他「甘茶」「ひっかかった」「はまった」「悪漢さま」などという奇妙な言葉が会話中に急に出て来て、一見支離滅裂な印象を与える。

注目すべきことには、彼女はそれらの言葉を抑えようとして一生懸命になるが、ぷっと出てしまい、彼女はうろたえ困惑することである。「どうか助けてください」と懇願する彼女の態度は真剣である。何故こんな言葉が出てくるのか自分でもわからない。誰かにいわされているのではなくて自分がいうのだが、自分の考えではない。言葉は金、性、道徳に関係していて、彼女にも「いやらしいもの」だが、「意味は何かわかるような気もする」。「完全犯罪」とは、わなにはまってしまうような仕方で、悪いことをしてしまい、しかも罪にならないものである。例えば可愛がってくれる伯母のうちに行くと、私を実の子のように扱ってくれるので、伯母の養子夫婦に悪い。

彼女は最初の面接の時、余りまとまらない話し方をするので、一緒に診察した医学生は典型的な統合失調症をはじめてみたといった。しかし、彼女の意志に反して出る言葉によって彼女自身が悩み、それが他人を傷つけていると感じて自分を責めているのであって、これは〔症例5〕のX君が周囲の声によって誤解されていると思うのとはまるでちがう態度である。

私は彼女の病気を強迫神経症と診断した。強迫症状というのは、自分で冷静に考えてみるとそれが不合理で馬鹿馬鹿しいことだとわかりながら、どうしてもある感情や考えにとらわれてしまい、それを取去ることができず、その不安を打消すために、まじないめいた行為をしてしまうものである。不潔恐怖とか赤面恐怖とか、強迫観念、詮索強迫、強迫行為などの症状が知られている。

強迫言語はとかく性的なことや、不潔な内容をもったことが多い。これはあらたまった席などに出て緊張すると、何となく冒涜的なことをいってしまいたくなる気分と相通ずるものがある。だが、Y子さんのように烈しくて多彩な例は少ない。

彼女の強迫症状には、ある種の向精神薬が劇的にきいた。服薬後数日で強迫言語が急速におさまり、一週間後には全くなくなった。彼女自身は「私、前には分裂してましたわ」という。比喩的にいえば正にその通りで、強迫神経症のひどい場合には、統合失調症と区別がつきにくいこともまれではない。

心因性反応の例として、〔症例8〜11〕までいろいろな状態をあげた。不安発作を主とするもの、ヒステリー症状、抑うつ状態、強迫言語など。この他に、神経衰弱状態といって、過敏と疲れやすさを主症状とするものや離人症といって何事にも実感が失われ自分が変わってしまったように思えるもの、また妄想反応といって猜疑的になり、ありもしないことを確信するものなど、人により場合によってその表現や経過はさまざまであるが、どれにも共通していえることは、心理的不安の処理にかかわっていることである。

臨床心理学の本をみると、心理的適応の処理の仕方とか心理的防衛機制という言葉で、反動形式、代償、昇華、転換、取消し、投射、分離、退行などの心的メカニズムがあげられている。上にのべた心因性反応の諸型は、それらの心的機制のどれかが強く働いて出来たものだから、これらの障害例をよく理解することは人間の心理の解析に貴重な資料を提供することになる。

心因性反応に何故いろいろな型があらわれるか。その理由は、一つには心因の種となった経験の側に、他は反応をおこす人の性格の側にある。

原爆、地震、敗戦のように、多くの人に超個人的な反応をひきおこす場合には、感情的麻痺や虚脱状態、あるいは意識障害のような一種の精神的退行現象となってあらわれ、また拘禁状態や言葉の通じない異国環境では、普通の社会生活ではあまり見られない幻覚・妄想反応などがあらわれる。異常と病気と障害の章（I部・2）で、戦争犯罪容疑者の中に幻覚・妄想をあらわした人が何人もいたことをのべたが、この人たちは統合失調症の患者と違って、問題の環境から釈放された後には速やかに症状を消失して正常人に戻った。この人たちの精神障害の発現には、病気への逃避というヒステリー機制が働いていることは否めない。外国への留学生で幻覚・妄想状態になった人が帰国後速やかになおることもよくあることであるし、平時の拘禁状態で見られる拘禁反応の特徴的な状態はヒステリー性のにせ馬鹿、そらとぼけ（仮性痴呆）の状態が多いことを付け加えておきたい。

一方、平時環境で見られる最も普通の型は不安発作や神経衰弱、抑うつ状態などであって、これに対してヒステリー、強迫神経症、妄想反応などは元来のその人の性格が主な役割を演じていると考えられる。

この章の終りに、神経症（ノイローゼ）という広く用いられている言葉についてのべておこう。神経症は大まかには心因性反応と同じ意味に使われているが、上にのべたような特殊環境での心因性の精神異常や急性の破局反応は除外するのが普通である。神経症の成立に環境的要因が多いか性格的要因が多いかによって、環境神経症と呼んだり性格神経症と呼んだりすることがあり、環境、境遇の特殊性によって、戦争神経症、災害神経症、退職神経症、心理的葛藤の内容によって性的神経症、受験神経症など、勝手にさまざまの名が付けられている。ここでは、精神症状面の特徴にもとづいて型をあげたが、それは神経症の心因性反応としての意味を最も具体的にあらわすと考えたためである。後述の世界保健機構の診断分類（ICD-10）では、神経症性障害、ストレス関連障害および身体表現性障害としてまとめられている。

神経症がうつ病や統合失調症とはどこが違うか、それらはお互いに移行し合うものなのか、ということがしばしば質問される。〔症例10〕の抑うつ状態は心因性うつ状態と診断されたが、世間では心因性うつ病という名前も行なわれているので、ますますまぎらわしい。この本では、病気という言葉を生物学的な異常の想定される場合に対して使うことにしているので、症状が珍しいものであったり、その程度が強くなれば病気扱いにするという一般の社会文化的な病気概念とは幾分食い違ってくる。だからS氏の場合は心因性のうつ「病」といわずにうつ「状態」とよんだのである。

この章では、心因反応（神経症）とは原因とされる「事件」に対する精神的反応であるといっているが、その前の発病状況の章（Ⅱ部・3）では、統合失調症やうつ病も患者のはまり込んだ「状況」に対して反応的におこるものであるかのような見解が書かれていた。これは神経症と精神病のちがい、相互に移行する可能性の問題と関連する事柄である。では一体、私が「事件」と「状況」を使いわけているのは何によってあるのかを明らかにしなければならない。

事件と状況には、事象の側からいうと個別的か全体的かの違いがあり、それに対する主体的なかかかわり方からいうと、感情的な体験か全人格的対応かという違いがある。発病状況は「生き方」「生き甲斐」にからんだ危機的状況であるというような言い方にそれがあらわれている。だが事件と状況の区別は、多分に人為的で厳密に分けられるものではなく、反応の形式が神経症的か精神病的かで結果から判断しているのではないかという反論がすぐあらわれるだろう。ヒステリーのFさんにしても、抑うつ反応のSさんにしても、彼らの「生き方」にからんだ危機的状況に反応したのではなく、隣のおばさんの来訪や思いがけない高額の課税に反応したのだといい切ることをためらう人があろう。まことにこの議論は、患者が体験のわく内で論じている限り、水掛論になってしまう。

話を反応形式の面に限って、ひどく単純化したモデルをあげてみよう。事件と神経症の関係は、鍵は鍵穴に入れて廻したら箱のふたがあいたというようなものである。反応は直接的で且つ個別的である。ところが、状況と精神病の関係は、鍵は鍵でもそれがエンジン・キーで、鍵穴に入れて廻したら自動車が始動したというようなものである。反応は全体的で、しかもその後に車がどう走るかについてが問題である。もっとも、神経症の箱がパンドラの箱だったらどうかなどといわれると困る。だからたとえ話は誤解を生みやすいのである。

結局、体験のとどかない生物学的な領域で、精神病と見なされるような現象があるかどうかが強い証拠を提出することになるだろう。

精神障害の反応論的な見解は歴史が古い。ドイツ精神医学の主流をなしてきた疾患単位追究の系列に対して、マイヤー（A. Meyer, 1866-1950）やフロイトの影響を受けたアメリカ精神医学は、早くから統合失調症や躁うつ病のような病気も反応型式の一つとしてみなす傾向が強かった。しかしこの場合の反応論は、神経症の心理的反応論をそのまま精神病にもち込んだようなもので、精神病の特殊性を十分に明らかにすることができなかった。

反応の種々相を刺激と生体のあり方からいくつかの模型に分類して整理しておきたい。〔図2〕に示すように、(1)大きな刺激（S）が加わればどんな人にも反応がおこるが、小さな刺激（s）には反応はおこらない。(2)小さな刺激でも、それに対して感受性のある人には反応がおこる。鍵と鍵穴の関係である。この経験は次回の刺激に対して抵抗性をつくりだすことが多い。(3)ある人には刺激に対する反応が第二、第三の連鎖反応をひきおこし、刺激のなくなった後にその履歴をのこし（図2の3）、感受性を高める。(4)人によっては、生体のリズム（図2の4）を変化させることもある。(1)(2)は心因反応・神経症に、(3)は統合失調症に、(4)は躁うつ病になぞらえたものである。(3)と(4)では、反応により生体の脳内機構が発動されることが斜線をひいた心的部分で模型的に描かれている。（7章を参照）

本書の異常と病気と障害、精神病の発病状況、反応としての精神障害などの各章に示唆されているように、精神病は反応として理解される面がたしかに存在すると共に、反応の型式が心理的反応のわくを越える面があり、生物的な基盤の上に立つ特殊な反応と見なされるという意味で病気に数えられる現象と思われる。その内容をどのようにして明らかにしていくかは、つづく第Ⅲ部でのべることにしたい。

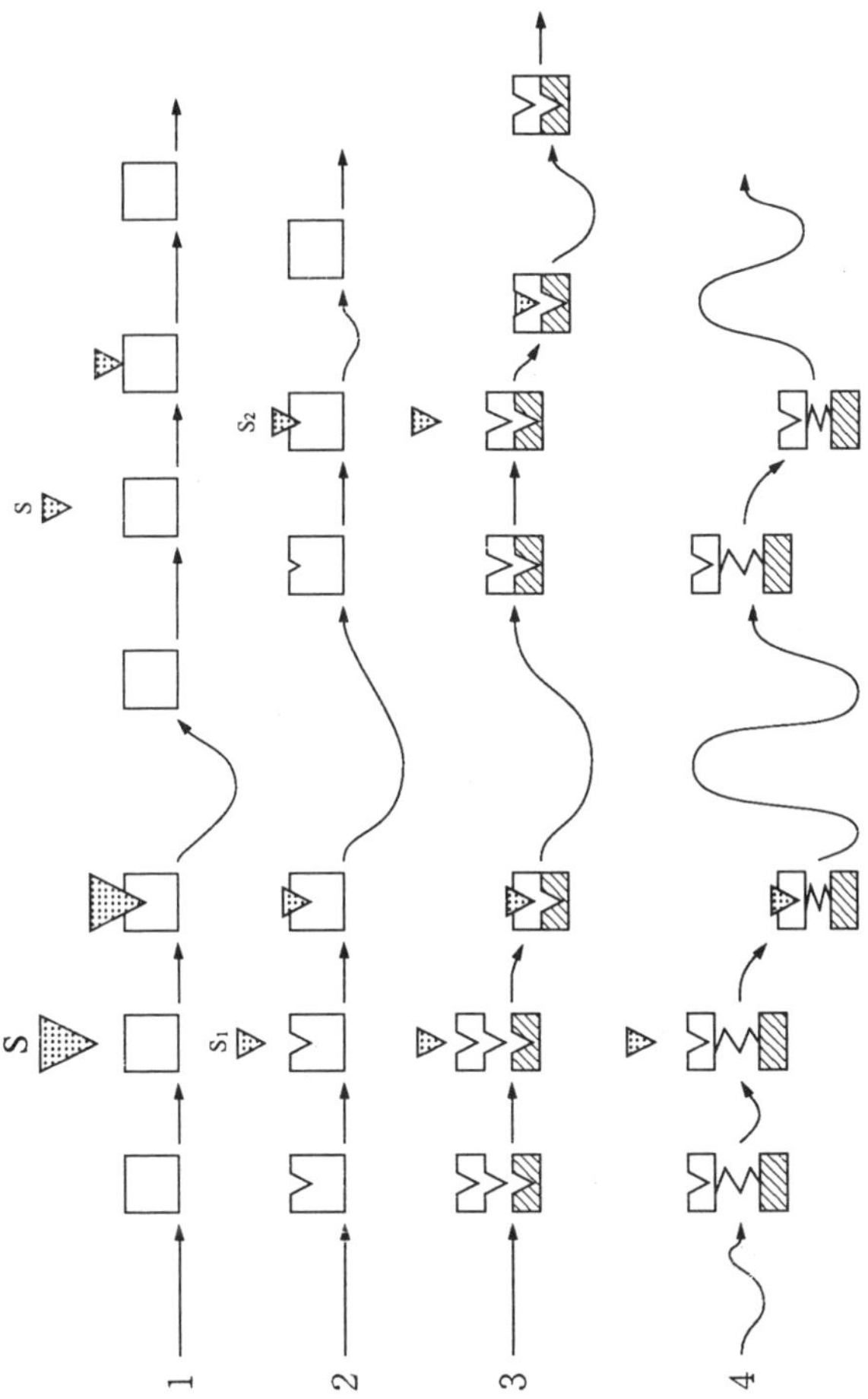

図２　反応の諸形式

5　アルコール中毒と薬物依存

これまでの記述とは話が急に変わって、アルコールや薬がでてきたわけは、反応と病気の問題を全く生物学的な側面から考えてみようとするからである。この場合の反応は、前章でものべたように、外因反応型とよばれる精神症状のわく内に入れられるもので、物質に対する脳の反応という生物学的に明確な定義づけをもっている。

しかし〔症例3〕のアルコール中毒患者でも、彼が病気といえるかどうかについて大幅な意見の相違があったことを思い出していただきたい。実際に脳の異常状態を病気だということにするならば、一杯飲んで浮かれた場合でも病気とよべるはずである。ただし、皆が飲んで酔っぱらっている平均的な状態を病気扱いにするのはあまりに野暮な話だし、また意味のないことでもある。一方、後にのべるようなアルコール精神病は、慢性の飲酒の結果として生じた二次的な脳の異常状態で、その症状群の型と経過の特徴、時には病理解剖の所見まで加わるから、病気扱いにするのは誰も異存はない。問題はその中間にあるアルコール乱用、習慣性飲酒、アルコール嗜癖またはアルコール依存などとよばれる諸状態である。このような色々な言葉は、世間では一括してアルコール中毒とかアルコール関連問題などとよばれているが、各々の意味は少しずつ違う。アルコール嗜癖または依存という言葉は他の薬物嗜癖または依存と並んで、薬理学的な限定をもっており、ある薬の常用によってそれなしではいられないような強迫的欲求（精神依存）の状態におち入った場合をさしている。薬によっては、その量を増さないと薬の効果が得られなくなり（耐性）、薬の常用をやめて体内から薬が消えるといろいろな身体的異常症状があらわれる（離脱症状）。これらは身体的依存とよばれて精神的依存とは区別される。薬物依存は当人の精神生活を薬に集中、限局させ、社会生活の上でもさまざまの障害をひきおこすから、法律的な取締りをうけるものがある。医学的にみると、依存性薬物といわれるものの中にも、耐性や禁断症状のあらわれ方に大きな差があるので、いくつかの型に分けて取扱うことが現実的であると考えられる。それらは、(1)古典的に有名なモルヒネ型依存、(2)アルコール・催眠剤型依存、(3)覚せい剤型依存、(4)マリファナ（大麻）型依存、(5)LSD型依存などである。(4)には大麻取締法、(1)(5)には麻薬及び向精神薬取締法が適用される。アルコールと催眠剤が一緒に取扱われているのを不思議に思われるかも知れないが、依存としては両者に共通点が多いためである。

このような薬物依存の周辺に、乱用とよばれる状態がある。乱用は医学的概念というより社会的概念で、地域により時代により社会文化的背景によって大きな差や変動があるから、異常と見なされる規準も異なってくる。日本では朝酒は昔からアルコール中毒の相当進んだ段階の現象であるが、フランスでは朝からブドウ酒を飲んでも誰も異常とは思わない。日本は戦後半世紀の間に、大きな薬物乱用、薬物依存の流行を経験してきた。それは昭和二八年をピークとする覚せい剤中毒、それにつづいて麻薬中毒、これらが法的に社会的に鎮圧されると、睡眠剤中毒や有機溶剤（シンナー）中毒が社会の話題となり、次に世界的なマリファナ中毒の問題が日本にも及んで来ている。そしてこの期間を通じてアルコール中毒は着実に増加してきた。今はまた昭和五二年以後に第二次覚せい剤中毒が流行している。

アルコール中毒や薬物中毒は、社会文化的要因と薬物自体の要因と、それを用いる個人の要因が三つからんで出来上る現象である。精神医学の課題としては、（依存の状態を含めて）広く乱用や習慣性の状態をこの三つの側面から取扱わなければならない。

近年、我が国でも男も女も、特に若い人たちが、ビールを飲むことが多くなり、洋酒の消費も増加している。国税庁の資料によると、一九六四年の全酒類の個人消費はアルコールに換算して四・二ℓ／年であったのに、一九九五年には八・七ℓ／年となり、液量にしてその七〇％余はビールである。テレビのCMには酒類の広告が溢れているし、街の自動販売機でアルコールを売っているのは我が国だけだそうである。これでは未成年者飲酒禁止法違反を奨励しているようなものである。

アルコールの弊害も大きな社会問題になってきた。街では飲酒運転による交通災害がしばしば新聞を騒がすし、職場での欠勤や労働災害にも酩酊者が大きな数を示すようになった。酒のみの亭主をかかえて苦労している主婦はもちろんのこと、主婦のキッチン・ドリンカーも増えてきた。犯罪には昔から酒がからむ率が高かったが、上述の道路交通法違反の半分をはじめとして、1／3以上が酒に関係のある犯罪である。

酒のみ自身が健康をそこなう場合も驚くべき数に上っている。平成四年末わが国の精神病院の入院患者数は三四万人に上るが、そのうちの二万人、約六％がアルコール患者によって占められていた。また新入院患者だけについていえば、一六％がアルコール中毒者となっており、その半分は再入院患者である。この数は精神病院について調べられたものだが、内科病院その他に、肝臓病、胃腸病などの理由で入院しているアルコール患者を加えると、その数はさらに著しいものになる。少し古い（昭和五一年の）調査でも問題飲酒者は全国で二〇〇万人をこえていた。

統計的な数は無味乾燥なものである。しかし、アルコールの害は確実に増えつつあり、社会全体として、また個人として、アルコールに対して正しい認識をもって対策を立てなければならない深刻な事態になっていることは明らかである。

誰もが知っているように、酒を飲んだ時の反応には大きな個人差、状況差がある。強い人、弱い人、気が大きくなる人、眠くなる人と実に多彩である。しかし酒は元来が一種の麻酔薬で、量が増えてくると誰もが一様に麻酔作用で蔽われてしまう。酒によって活気が出るのは、感情や意志の抑制がとれるためで、そのために人は開放感を味わう。煙草は有害無益だが、酒は有害有益だともいわれる。酒は社交性を増し、気分を軽くしてまことによい精神安定剤ともなる。上手に飲んでいる限り、一生飲んだところであまり害にならない。

けれども身体は正直である。飲酒運転と判定されるのは、血中にアルコールが検出された場合であるが、その濃度が五〇mg/dl程度では実際ほろ酔い加減で、人によっては普段と少しもかわらないように見える人もいる。しかし、弁別、ブレーキ踏み、反応時間などを調べると、そこにはもう変化があらわれてくる。だから思わぬ事故をおこす。誰が見ても酒気を帯び酔ったと見えるのは、一五〇〜二〇〇mg/dl程度であり、二〇〇mg/dl以上になると、運動失調が明らかとなる。三〇〇〜四〇〇mg/dlでは泥酔、五〇〇mg/dl以上では死の危険があるという。私の調べた泥酔者の最高は、四〇〇mg/dlであった。アルコールは体内に一様に分布し、呼気と血中濃度にはほぼ一定の分布比があるから、風船をふくらませてとった呼気を分析しても体内の含有量を推定できる。

正常の酩酊も程度がひどくなると異常酩酊といえるし、酒の量にくらべて酩酊の度が不相応に深かったり、意識障害が重く、錯覚や妄想があらわれ、感情的に爆発的な怒りを示したりするようになれば、病的酩酊とよばれる。こういう人たちに限って酔いがさめてから何も覚えていないから、事件をおこした後で裁判官や精神鑑定医が大いに迷惑する。

病的酩酊の見事な叙述が、六百年前に兼好法師によってなされている。この典型は引用しておきたい（徒然草、八七段「下部に酒飲ますることは」）。

京に住む具覚房は、宇治の小舅が迎えによこした馬に乗って出かけ、途中で馬子に慰労の酒をふるまう。男は出された酒を へ——さしうけさしうけよよと飲みぬ。——行くほどに、——奈良法師の兵士あまた具してあひたるに、この男立ちむかひて「日暮れにたる山中に、あやしきぞ。とまり候へ」と言ひて、太刀を引抜きければ、人も皆太刀抜き矢はげなどしけるを、具覚房手をすりて、

「うつし心なく酔ひたる者に候ふ。まげてゆるし賜らむ」と言ひければ、おのおの嘲りて過ぎぬ。この男具覚房にあひて、「御房は口惜しき事し給ひつるものかな。おのれ酔ひたる事侍らず。高名仕らむとするを、抜ける太刀空しくなし給ひつること」と怒りて、ひた切りに切り落しつ。さて「山だちあり」とののしりければ、里人おこりて出であへば、「我こそ山だちよ」と言ひて走りかかりつつ、切りまはりけるを、あまたして手おほせ、打ち伏せてしばりけり。〉私は、ある発電所の工事現場でおこった事件で、この文章そのままの殺人犯の精神鑑定をしたことがある。

これらは急性アルコール中毒の姿であるがさらに問題なのは酒精乱用である。二日酔いが始終続き、酒を求めて落ち着きがなくなり、酔いつぶれて何をしたか全くわからない時期があらわれ、迎え酒、朝酒となって酒の切れ目がなくなるようになれば、持続酩酊、連続飲酒とよばれ、これはもう誰が見ても慢性中毒である。どこまでが乱用でどこからが慢性中毒か、もちろん厳密にはきめられないがこれらの行状はアル中患者の踏み越えて行く里程標のようなもので、先に進めば進むほど、家庭は乱れ、職場をまずくし、経済的にもつまってくるのが定石である。

酒が切れると手がふるえ、不眠となり、夢が多くなり、はては夢と現実の区別がなくなって幻覚があらわれてくる。手足がふるえるので振戦せん（譫）妄とよばれるこの状態は、アルコール中毒精神病の代表的な姿である。これは酒を飲んでいる時よりも、酒のきれた時の禁断症状としてあらわれることが多い。例えば、身体が悪くなって酒が飲めなくなったり、負傷して入院したり、留置場に入れられたりしてから症状があらわれてくる。この時の幻覚はまことに奇妙独特なもので、小さな動物や人が沢山見えて来て、こわいというより面白い気分で見物している患者がある。振戦せん（譫）妄はおよそ数日でおさまるが、その後、また酒を飲み出すとそのうちに再発する。振戦せん（譫）妄の本質が禁断症状だけならば、この時酒を飲ませれば治りそうなものだが、一旦はじまるとそうもいかないところに複雑なからくりがあるらしい。

慢性アルコール中毒には、二次的にビタミン欠乏が加わって、脳に器質的な変化を来す場合がある。ヴェルニッケ脳症とかコルサコフ精神病というのがその一つである。

これらの精神病状態をあらわす患者と、他方性格異常の一表現として酒を乱用する人々との中間に、世間で一般にアルコール中毒者といわれる人々の大部分が位置している。この人たちは、たとえ一過性に精神病の状態になったとしても、酒さえやめれば普通の生活に戻れるし、元来が性格異常者というわけではない。ただ酒をやめられないということだけのために多くの不幸を生み出している。

酔いがさめれば、もう絶対に飲まないと決心し、悪かったたすまなかったと奥さんにあやまり、医者や上役に誓約書を何本も書いても、酒をみるとその決心がくずれてしまう。

〔症例12〕Kさんが酒を飲み出したのは戦争中、満州にいた二〇歳の頃からである。根が酒好きだった上、戦後の自棄的な気分から質の悪い酒をがぶ飲みするようになって酒量は急速に増えた。奥さんは、結婚する時、夫の酒好きを承知の上で結婚したものの、これ程とは思わなかったという。そのうちに、Kさんはアル中の里程標をぐんぐん進み、昭和三〇年頃には、家庭は乱れ、職場では解雇一歩手前のところまで来てしまった。

その頃不眠が続き、悪夢に悩まされ、天井のしみが夜中に鬼や天狗の顔になって、自分を睨むようになったので、精神病院に入院した。診断は振戦せん（譫）妄であった。幻視は四、五日で消えたが肝臓を悪くしていたので二ヵ月間在院した。在院中の最も強烈な記憶は同室の他の精神病者の姿であった。自分もこんな惨めな人たちの仲間になったのかとつくづく思った。

退院前、酒の嫌いになる薬、抗酒剤（アンタビュース）をもらって自宅に帰ったところ、妻は子供をかかえて内職をしていた。禁酒を誓って会社に復帰したが、アンタビュースは肝臓に悪いと聞いてやめてしまい、半年後の正月の祝い酒にちょっと手を出したら、また元に戻ってしまった。一杯飲むと気が変わるのがアル中の特徴である。その後も何度、酒をやめようとしたかわからないが、いつも長続きしない。自己嫌悪と自棄的な気分に打ちひしがれていた時、妻から最終的な離婚の要求があった。もし離婚したくないなら断酒の会に行ってくれという。昭和三五年のことである。

妻と一緒に断酒会に行き、同じような仲間が沢山いて皆元気が良いのにびっくりした。近くの会員が五人組をつくり、週に一遍ずつ各自の自宅で寄り合い、月に一度は妻と一緒の断酒会の集会に出る。断酒を続けて半年間ぐらいは、家に帰っても手持ぶさたで、テレビの前に坐ってぼんやりと気の抜けたようになっていた。こんな時が一番危ないのだという。その時に仲間が来て励ましてくれるのが、何よりも有難かった。

何が自分にとってためになったかといえば、断酒会でやっている奉仕活動だったと思う。時々、精神病院に行ってアル中で入院している人たちに会って話をする。私のような者の話でも、聞いてくれて頼りにしてくれる人がいるというのは何ということだろう。

今では断酒してからもう一〇年になる。会社では自分がアル中だったことを忘れるくらいになった。Kさんは飲まないと判っているから酒を勧める人はいない。酒の席にも平気で出席して、ジュースを飲んで騒ぐことができるようになった。娘は高校三年で、来年は大学に行かせようと思っている。彼はこのような身の上話を東大医学部の臨床講義に特別出演して学生に話してくれた。

Kさんは以前皆から意志薄弱だといわれた。自分でもそう考えたこともある。しかし今になってみれば、彼はむしろ意志強固といってもよいくらいだから、性格異常者ではない。また振戦せん(譫妄の時は一時的な精神病者だったけれども、酒を飲み続けていた間を通じて病人だったといえるだろうか。世間でも病人とはみていない。

しかし、酒がやめられないでいるというアルコール依存状態は、身体的にそのように規定されているという点で、医学的には病気として取扱って良いものである。人ははじめのうちは酒の上の快楽や解放を求めるために酒を飲むが、そのうちに酒が切れてきた時の苦しさを取除くために酒を求める。酒を求める行動が酒を得たことによってさらに強化される時、酒飲み行動は条件付けられたという。条件刺激となるものは、はじめのうちは酒そのものであるが、酒飲み行動が条件付けられる過程で条件刺激の一般化(汎化)がおこり、飲屋の前を通れば、喉が乾けば、不愉快なことがあれば、何でも酒に結びついた行動を誘発する(第Ⅲ部7章参照)。

サルのような動物においても、自発的にアルコールを体内に注入することのできるような装置をとりつけると、自家注射行動がアルコールによって強化されて、アルコール依存状態がつくられることが実証されている。

アルコールの反応は人間においては心理的な過程であると共に生物的な過程である。この反応が反復されることは、生物的な過程として、その履歴を後にとどめ、身体的な依存と共に精神的な依存をひきおこす。このことは広く反応と疾患の問題を考える場合に重要な意味をもつ事柄である。

Kさんは一時、酒の嫌いになる薬（抗酒剤）のアンタビュースを用いたことがあった。この薬はそれ自体では特別の効果はないが、これを飲んでおいた上にさらにアルコールを飲むと、この薬は体内でアルコールの分解をさまたげるので、体内に中間代謝産物であるアセトアルデヒドが蓄積して気持ちが悪くなり酒が飲めなくなるという効果がある。そこで抗酒剤を長く連用して酒を飲めなくすると共に、酒と不快な気分の結びつきを利用して逆条件反応をつくろうというのがねらいである。現在ではアンタビュースよりも同じ作用をもつシアナミド液がよく使われている。

抗酒剤は、断酒の補助薬として十分役に立つこともあるが、酒か薬かとなると酒をえらんでしまう人も多く、必ずしもいつも成功するとはいえない。これはKさんの例をみても明らかである。断酒——全く酒をやめてしまう——のでなく、節酒——少量を上手に飲む方が人間性に合っているように思えるが、それができるくらいなら、本当のアル中ではない。シアナミドの投与のもとに節酒療法が出来るような方法を提唱しておられた専門家もあったが、現在ではすたれている。

日本人には体質的にアルコールが飲めなくて、すぐ真っ赤になる人が少なくない。フラッシャーと呼ばれる。これはアルコール代謝系の一段階であるアルデヒド脱水素酵素（ＡＬＤＨ２）に不活性型があって単純劣性に遺伝するために、アセトアルデヒドが体内に増加するからである。完全不活性の人が「一気飲み」などを強いられると死に至る事故をおこす危険がある。自分のアルコール反応の型をよく知って気をつける必要がある。しかし物事には利点もあるもので、不活性酵素を持つ人にはアルコール中毒は少ない。

結局のところ、アルコール依存の治療の本道は断酒に帰着するわけで、それには個人別のきめ細かな指導、精神療法と、自助会（断酒会、ＡＡ・アルコーリックス・アノニマス－匿名アル中会）への参加による生活指導の原則に則った体験が基本となる。このような方法によって、患者は身体についた条件反応をとり去ることができる。Ｋさんが中毒から立ち直ることのできたことについては、精神病院での経験、家族特に奥さんの支持と決断、さらに断酒会の仲間の協力と指導が大きな力となっている。

アルコール中毒の治療や予防は、狭い意味の医学的処置だけでは不十分である。社会全体の教育や宣伝、治療体系や治療要員、施設の整備、さらに患者自身による互助組織などが協力してあたらなければならない。これは他の精神障害に対する対策と同じことである。法律で酒を禁止して――禁酒法――も、必ず失敗におわり、社会全体として飲酒を止めさせるのに成功したのは宗教でしかなかったという人類の経験は、アルコール問題の独特な性格を物語っている。

6　脳障害者の精神症状

これまでは精神障害のいろいろなあらわれ方をもっぱら反応的な側面から追い求めてきた。しかし精神活動は身も世も分からぬ乳児期の頃から、生活にあふれた成年期をへて、人生のたそがれの老年期に至るまで、脳の発育、成熟と老化という生物的な過程に裏付けられて動いていることを私共は知っている。この生物的な過程が精神障害に関してもつ意味については、第Ⅲ部で詳しくのべる予定であるが、ここでは脳の障害にもとづく精神症状について記しておきたい。脳の障害とは、外力や化学物質による一過性の機能的障害から、粗大な脳の破壊を伴う損傷――これを器質性障害という――までを含んでいる。

脳出血や脳軟化（医学用語では脳梗塞、栓塞）による死亡が、癌、心不全に次いで死亡統計の第三位を占めることは誰もが知っていることであるし、年間の二万に近い交通災害死の過半数が頭部外傷死であることも今では常識である。この死亡者の周囲にその一〇倍に達するといわれる脳損傷者があることも改めてのべるまでもない。また、社会的に大きな論議の的になった公害についても、一酸化炭素中毒や有機水銀中毒（水俣病）などは脳の病変が不幸をつくり出すもとになっている。

この他、いろいろな脳炎、脳膜炎などの炎症や、脳腫瘍、脳の形成不全など、脳を侵す病気は数が多く、また脳以外の身体疾患で二次的に脳障害を来すものも少なくない。

私の子供の頃は感染による脳の障害が多かったので、精神障害を来した人を子供が「おてんてん、脳膜炎」などといって、相手をからかったものである。幸い今では脳膜炎は少なくなったのでこのような言葉は死語になってしまった。

脳障害による精神症状は、このように数多い原因によっておこされるが、そのあらわれ方は原因や人によらず、驚くほどよく似ている。つまり、原因が急激におこれば、その症状は意識障害であり、慢性におこるか、急激におこっても後に損傷を残せば、多かれ少なかれ痴呆状態（現在は認知症といわれる）となる。その最も重い場合が脳死といわれ、人工的に植物的機能だけを維持される存在となる。時間的な条件の他に、脳のどこに損傷がおこったかという脳内の部位的な条件もその精神症状を規定する条件となる。全般的な脳損傷は精神機能全体の低下を来してやはり痴呆となるが、局所的脳損傷は場所によって特有の精神神経症状をつくり出すものである。

脳卒中や強い頭部打撲で意識を失うことは誰でも知っている。一酸化炭素や酒やシンナーなどで倒れている人も意識障害をもつ人々である。意識喪失の持続時間の長さは、その時に受けた脳の損傷の程度を大まかに知る手がかりとなるので、後に残る症状の予測を立てる（予後）ために、重要な事項である。

意識喪失の持続時間が、数秒から数分までの程度なら、後に障害をのこすことはほとんどない。

一日も二日も気を失っていたとなると、意識が回復してからのことが気がかりである。

意識障害の重さ、深さもさまざまである。昏睡とぼんやり程度の間にあらゆる段階があり、それが時と共に動いてゆく。大きな声でよんだりゆり動かしたりする程度の刺激でやっと反応するもの、周りのことがわかっていながら時々場違いのことをいったりしたりするもの、注意が集中せずまとまらないものなど。また意識は混濁しているのに、当人は活発な夢の体験のようなものをもち、落着かず騒いだりすることもある。せん（譫）妄といわれる状態である。

意識がさめて来て話ができるようになると気付かれるのは記憶の障害である。逆行健忘といわれるのは、事件のおこった前のことまで忘れてしまっていることで、その長さは分、日、月、年といろいろであり、回復するに従って記憶は過去からのびて来て現在に近づく。もっともある時点まで以上はどうしても思い出せないということもある。ある中年の会社員は、頭部外傷後、自分が結婚して妻子がいるということを最後まで思い出せなかった。

事件以後の新しい記憶の喪失（先行健忘）が主症状となる状態を健忘症状群またの名をコルサコフ症状群という。コルサコフ（S. Korsakow, 1854-1900）は前世紀の後半に、慢性アルコール中毒精神病の一つとしてこの状態を記載した精神科医で、ロシアの精神医学の開祖的人物であった。コルサコフ症状群はアルコール中毒にあらわれるが、この他、頭部外傷、一酸化炭素中毒、老年精神病、脳腫瘍などいろいろな原因でもみられる。

実際の症例をいくつかのべて、脳障害による精神症状の発現の仕方を説明することにしたい。

〔症例13〕 Iさんは五五歳で食料品店の奥さんである。夫に別れてから息子が家業を継ぎ、当人はうちや店の手伝いをして暮らしていた。一昨年の夏、取引先から電話がかかってきても、誰からどんな用事でかかって来たか取りつげないようになったことに気付かれた。この頃は家事も普通にできたので、少し早いが年のせいだろうと家人は思っていた。

しかしだんだん物忘れはひどくなるばかりで、去年の春には買ってきた品物の値段を忘れてしまうため、家計簿がつけられなくなった。またこの頃から動作が緩慢になり、物ぐさとなった。去年の暮れには、今までやっていた年賀状の宛名書きもできなくなった。この頃から涙もろくなり、「何もかも私が悪い」といって泣くことがよくあった。

今年に入ると食事の工夫も出来なくなり、今したばかりのことをすぐ忘れてしまう。家の中の掃除や洗濯はやっていたが、時間を無視して夕方突然に洗濯をはじめることもあった。外出して道に迷ったことが二回ある。警官に連れて来て貰ったので、家人は注意してひとりで出さないようにしている。うちでは礼儀は心得ているし、奇妙な振舞いや脱線行為をしたことがない。当人は自分では病気と思っていないようであるが、家人もようやくこれは病気ではないかと気がついて、病院につれて来た。

Iさんの精神症状は、健忘を主とする痴呆状態で、その発病も進行状況もゆっくりしている。老人に見られる呆け（認知症）とよく似ているが、当人はまだ初老期に入ったばかりである。

私共はこのような患者に出会うと、脳に器質的な障害がおこって来て、変化がひろがっていることを推測する。その原因は何かということがまず問題となり、くわしい神経学的な検査や脳の血行状態を調べる。同時に内科的な診察や血液・脊髄液の検査もする。Iさんの場合には、これらの検査では何も異常がみつからなかった。

最後に、X線CTで脳の形態を調べてみると、脳にはび漫性の強い萎縮があることが証明された。話が専門的になるから省略するが、Iさんの病気はアルツハイマー病という今では有名になった病気で、老人性の脳組織の変性が異常に早くおこって来たものであった。老人性認知症の半分はこの型の変性によるもので、初老期の例も含めてアルツハイマー病とよばれる。

〔症例14〕Uさんは四四歳の主婦で、夫と二〇歳になる息子との三人暮らしである。東北の生れで、家が貧しかったために小学校を五年までしかいっていない。しかし成績はよくて読み書きは普通にできる。一六歳で上京して家事手伝いに住込み、二二歳で運送屋の夫と結婚し以後現在まで製紙会社につとめて選別工をしていた。

彼女はわりとおとなしい几帳面な人で、金銭的にはつつましく、会社でも真面目な人だと信用があった。

ところが今年の三月頃から髪を短く切ったり、着物の帯をきちんと結ばないまま外出したりして、家人におかしいと思われるようになった。それまでは不必要に出歩くことも少なかったが、その頃から外出しがちになり、親類の家を訪問したり、買物にしばしば出かけるようになった。金遣いも荒くなり、ネックレス、ハンドバッグ、時計などを買ってしまう。「時計は持っているのに」と息子が咎めると、新しい方がいいと平気である。衣類なども派手で年齢不相応なものを買う。借金なども決してしない人だったのに、親類から借りて来たりする。

会社にいても落ちつかず、就業時間中に家に帰ったりしてしまうことがあり、会社側からしばらく休むようにいわれたので、五月になってから休んでいる。休んでいる間に親類を訪ねたが、その時の土産物は近所の農家の畑から失敬して来た茄子とトマトであった。

こんな訳で五月末に入院するようになった。Uさんの病気は、Iさんの病気が年の単位で進行しているのにくらべると、月の単位で進行している。何よりも目立つ症状は性格の変化で、活発で陽気になったようにみえるが、むしろ抑制がとれたとかブレーキがきかなくなったという方がふさわしい状態である。当人は呑気なもので、「他人のものに手をつけてはまずいじゃないですか」と私がいっても、「うちの隣にはトマトが沢山なっているんで」とにこにこ笑っている始末である。この社会的モラルに対する鈍感さは注目に値するところである。もちろん彼女は自分では病気だと思っていない。医学用語では病識がないという。

記憶や知識の低下はあまりみられないが、金勘定（計算）や判断の低下はかなり著明である。

私どもはUさんをみてやはり大きな欠陥が脳におこって来たと思う。気分は爽快のようにみえるが、これはむしろお目出たくなったというべきである（多幸気分という）。これに反して躁状態といわれる場合は爽快で高調子でも、物事に対する感情的な反応は自然で敏感であり、悲しいことがあれば心から涙を流すのが普通である。ただ、今泣いた烏がもう笑ったとばかり、「くよくよするのはやめましょう。皆さん元気を出しなさい、は、は、は、」とすぐにもとの爽快気分に戻ってしまうのが特徴である。Uさんの陽気さはそれとは違う。困る時、悲しい時にそれにふさわしい感情的反応がないのは、重大な欠陥とみて差支えない。これには事態の認識がおかされているという知的な欠陥も加わっている。

私はUさんの精神症状を多幸性の軽度認知症とみてとった。そしてIさんの場合と同じく、神経学的な検査や血液・脊髄液の検査や内科的の診察をした。その結果、彼女は梅毒性脳炎にかかっていることがわかった。

昔には脳梅毒は多い病気で、精神病院には患者一〇人に一人位の割で入院していたものである。これは治療が遅れると、梅毒による脳炎を止めることができても、こわれてしまった脳はつくりかえることができないから、痴呆状態のままで社会復帰ができずに入院していることになったためである。梅毒は感染してから一〇～一五年位たって脳に上ってくる。潜伏期がそんなに長いのである。Uさんは自分が梅毒にかかったことがあるとは知らなかったし、流産もないという。

さてUさんには診断が決まるとすぐに治療がはじめられた。ふた月の後、退院する時には、彼女は落着いた婦人に戻っていた。多少、金勘定が下手である位では、家事や工場の仕事に影響はない。秋から復職してその後、異常なく働いておいでのようである。

どんな病気でも早期診断、早期治療は大切だが、梅毒性脳炎の場合はことに大切だと、私は医学生諸君に話すことにしている。この病気は近頃ことに少なくなったので、見落すことがあり、治る患者をみすみす廃人にしてしまうからである。梅毒性脳炎はまた進行麻痺とも麻痺性痴呆ともいわれる。それは治療をしないと二年ぐらいで死んでしまう病気である。マラリア療法（熱療法）、ペニシリン療法などの医学の輝かしい進歩が、この病気を過去のものとした。

Uさんの梅毒性脳炎がなぜ性格変化を伴う痴呆という形であらわれたのか、それを理解するのに役立つ別の症例がある。

〔症例15〕F夫人も五五歳。彼女が家人に変だと気づかれたのは最近だが、考えてみるとこの二、三年来、何となく物ぐさになって、昔のように小まめに働くことがない。朝寝とだらしのないことが一番に目につく点である。物事に無頓着で、汚れた肌着を洗おうともしない。部屋につまらない物を拾って来てためておく。近所の家の物干しから落ちた子供服、鋏、牛乳瓶など。

彼女は娘夫婦の家に一緒に住んでいて、孫が二人ある。子供たちに母親が買って来たあめ玉がないと思うと、お祖母ちゃんが食べてしまっている。子供と祖母が菓子のとりっこをして喧嘩しているのを見て、娘夫婦はこれでは病院に行かなければならないと観念した。

F夫人は身なりの一応整った奥さんで、それほど呆けているようには見えない。ただ、家庭での行状を指摘されても、無頓着に笑っているだけである。何をするのもおっくうでごろごろしていると自分でもいう。この人も性格変化が主な症状で、抑制に欠け、鈍感になり、その上、Uさんと違って無為怠惰になった。テストしてみると計算も判断もおそいが、それほど知能の低下はない。

神経学的検査をしてみると、左の視力が著しく悪い、眼底をのぞくと左の視神経が萎縮している。

一方右の眼底では視神経がもり上って、医学用語で欝血乳頭という所見がある。これは脳の内圧が亢進している時に見られる変化で、頭の中に腫瘍でもできている可能性がある。早速くわしい検査がはじまり、脳の血管のX線写真で左の前頭葉に大きな腫瘍があることが判明した。左の視神経が萎縮していたのは、腫瘍がそれを押しつぶしたためと推測された。普通、脳腫瘍があれば、脳の内圧が上って頭痛や嘔吐などがおこるものであるのに、Fさんが平気だったのは、腫瘍が極めて緩慢に成長したためであろう。それなら良性のものであるにちがいない。

Fさんは脳外科に転科して手術をうけた。取り出された腫瘍は髄膜から出たもので、何と、子供の握りこぶしぐらいの大きさだった。これを取ってから、Fさんは見違えるほどに元気になった。もう子供と菓子をとり合うこともないだろう。

Fさんの性格変化は前頭葉症状というものである。抑制がなくなったり、意欲が減少したり、無頓着になって脱線行為が出たりすることは、よく前頭葉の破壊や機能障害でおこる。脳梅毒のUさんに、Fさんの性格変化と共通する面があるのは、梅毒性脳炎が侵す部位がまず、前頭葉や側頭葉などの大脳皮質であって、人間においてはじめて大きく発達する高等な部位だからである。

脳障害にあらわれる精神症状は、はじめにのべたように、急性なら意識障害、慢性なら痴呆という大まかな特徴があるが、意識障害をおこすのは、脳幹（脳中心部で大脳と脊髄を連ねる中間部）の中脳賦活系という部分の機能障害であり、痴呆は主として大脳皮質の広汎な損傷によるものであることが、脳生理学の研究からわかっている。この意味からいうとどちらも脳の部分的な障害であるともいえるが、障害のひろがりを機能的に考えると全体的な変化だともいえる。

これに対して、前頭葉症状のようなものは、脳局所性の精神障害であって、実際上、局在診断的な意味があるものである。脳局所性の精神障害は前頭葉症状群に限ったものではない。アルコール中毒によるコルサコフ症状群は、視床下部といわれる脳幹に近い部分の、かなり限局的な損傷によってもおこることが知られている。

脳に変化があれば、それに見合うような精神症状が必ずあるかといえば、必ずしもそうではない。脳にかなりの損傷をもっていながら何の精神症状も見られないことはざらにあるといった方がよい。それは、健全な脳がこわれた部分の機能をひきうけて、代償的に活動しているためか、脳には大きな予備能力があって、普通に生活するにはフル運転しないでも十分やっていけるためか、どちらの要因もあるであろう。

植木幸明氏は、このこと——脳機能の可塑性という——を驚くべき例で示してくれた。脳外科医である植木氏は生来性の大きな脳損傷が片側の大脳半球にある患者を手術して、悪い側の半球をごっそりととってしまった。半球切除術という手術である。病変のある側の脳は、てんかん発作のもとになる異常放電をくりかえし、健康な側の脳の働きまで妨害していたらしい。手術後、患者は穏やかになり、発作がなく、動作や知能も改善を示した。脳損傷をうけた数多くの人たちが習練により驚くほどに機能の回復をみることは、大脳の機能に大きな可塑性があることを思わせる。

一方、脳障害者は課題が能力の負担をこえると、困惑状態におち入って、取乱してしまいやすいことも知られている。つまりストレスに対する反応性の精神障害で、そのおこり方は一般の場合と同じく、不安反応やヒステリー反応などを示す。

脳障害者が統合失調症や躁うつ病のような病状を呈する場合もある。このような時に、それが脳障害にもとづくものか、それとは別に精神病が合併したかを見分けることは、専門的な立場からいっても重要なことである。これは次の章の精神障害の分類を語る際にも参考になることだから、一つの症例をあげておきたい。

〔症例16〕N氏は五六歳で、発病当時ある会社の課長をしていた。彼はもと軍人で終戦当時、少佐だったという。精神症状は抑うつ状態で、職場の問題で苦境に立ち家庭では住宅問題で悩んでいて、八方塞がりの状態にあった。昔のことを悔み、将来に絶望して自殺を考えることもしばしばであった。

ところがN氏を診察してみると、彼は脳梅毒にかかっていた。典型的な神経症状があり、血液や脊髄液の変化も梅毒を証明していた。私は、進行麻痺の抑うつ型だといって、仲間に説明した。すると一緒にみていた同僚の立津政順氏が、そうではない、この人はうつ病だといって承知しない。「だって立津さん、梅毒反応がちゃんと出ていて、神経症状も揃っているのですよ」と私が抗弁しても、この尊敬すべき同僚はがんとして納得しない。私はあきれて勝手にしろとばかり引き上げ、治療を型通りにやった。熱療法とペニシリン注射である。これをやらなければN氏は廃人になってしまう。

そして脳炎の徴候である髄液の変化は急速に改善し、三ヵ月後にはほぼ正常に近いほどになった。

気持ちよく治ったと私は満足であったが、甚だ残念なことにかんじんの抑うつ状態がちっともよくならない。脳はよくなったのに精神病が治らないのでは話にならない。こんな馬鹿なことがあるものかと腹を立てている時に、立津氏のいったことを思い出した。もし梅毒反応が陰性だったら、私もN氏をうつ病と診断しただろう。知能の低下はないといってよいくらいで、典型的なうつ病といっても悪くはない。

そこで私はN氏に電気ショック療法を行なった。電気ショックは誰が考えても荒っぽい治療で、もともと脳に損傷のあるような人にはやってはいけない方法である。だから当然脳梅毒患者にはやってはならない。しかしN氏の梅毒はもうほとんど治っているし、そのために脳に変化が残ったとしても大したことはないようだ。一方、うつ病には電気ショックは非常に有効な方法である。

N氏に対して、電気ショックは驚くほど効いた。わずかに三回目で彼は生気をとり戻し、五回目でそれ以上治療する必要のないところまで来てしまった。うつ病に有効な薬物がなかった頃の話である。

私は完全に降参したが、思いかえしてN氏の病歴をききなおした。N氏は元来温厚で生真面目な部下思いの軍人だったらしい。敗戦後ひどい憂うつ状態になったが、これは心理的反応としても無理のない話である。ところが、その後捕虜収容所にいた時、急に一変して元気になり、夜も寝ないでしゃべりまくり、仲間の将校と喧嘩して悶着をおこしたという。そのため内地に早く帰されたが、そこで興奮はおさまった。これは躁病期かも知れない。

このような病歴や当人の性格を考え合わせると、今回の精神病は、うつ病と脳梅毒が合併したのか、脳梅毒の初期変化に誘発されてうつ病があらわれたと考えるのが妥当であった。

これにはさらに後日談がある。Nさんが退院してから一年ぐらいたって、私が二階の図書室で本を読んでいると、病院の玄関の外で大声で私の名を呼ぶ者がいる。窓から顔を出すと、トラックの荷物台の上にNさんが立っていて私を呼んでいる。出てみると、Nさんは立て続けに私に説教して、日本精神の復興についてのビラを渡した。

脳梅毒が再発したのかも知れないから、念のため診察したが、梅毒はすっかり治っていて、これではうつ病でなくてまぎれもない躁病である。幸いこの躁状態はその後短くておさまった。こうしてNさんは躁うつ病に脳梅毒が合併したものだという診断がますます確実なものになった。

Nさんの症例は医者の診断論議としてでなく、脳障害による精神症状がどんなにいろいろな成り立ちをもっているかを理解していただくためにのべたものである。

7　統合失調症と気分〔感情〕障害

(1)統合失調症

統合失調症と呼ばれる状態は非常に多様のあらわれ方をする。しかしその典型的な病像と経過にはきわだった特徴があって、それに接する者はいつも心を揺さぶられる思いがする。発病初期の統合失調症者は、行動の上からはあまり異常に気付かれることがないのに、その体験の仕方がまことに特有である。〔症例5〕のXさんのいったことを思い出してほしい。彼は、周囲の人から誤解され批難されているように思い、自分に関係して何か大変なことがおこっているように思う。日常的な出来事が不可思議な色合と特別な意味を帯び、世界が自分をめぐって動き出す。時には、危機が切迫し、自分に特別な使命が課せられたように感じて、唐突な興奮に陥ることもある。不安と期待に満ちたこの妄想気分は程度の差こそあれ、初期の統合失調症者の多くに共通するものである。

これにはもう一つ奇妙な体験が伴う。それは自分の考えが他人に伝わり、他人の考えが自分に通じ、自分の考えや行動が他人に「支配され」、「考えさせられ」、「動かされ」ているように思うことである。人は誰しも思わずやってしまうことや、思いがけない考えが浮ぶことがあるものだが、それを他人に「させられた」と思うことはまずない。この自我の意識の障害は、本病に限っておこるとはいえないまでも、非常に特徴的なことであって、他人に「させられる」などという言葉を聞いたら、異常だと思わねばならない。

他人が自分のことをうわさしているとか、自分の考えをしゃべっているといえば、幻聴とか空耳とか呼ばれる症状になるが、これは思考の自我意識の変化と通ずる体験であることはすぐ了解されよう。他人が自分をつけ廻している、皆が自分を見ている、看視している、といえばこれは追跡妄想、注視妄想と呼ばれるが、自分が「見られている」ことだと言いかえると、これまた能動的な対象知覚の受動化された体験であることがわかる。

本病初期の体験の最も重要な特色は、このように、能動的自我が力を失って受動的な状態に置かれることにある。世界に向かって働きかけていた自分という姿勢がくずれて、世界が自分の中に侵入してくる。これでは誰だって不安に陥らざるを得ない。何故こんなことがおこるのか。それは誰にもわからない。似たような経験は、夢の中でおこることがある。だが目覚めればそれは現実にはないことがわかる。特殊の薬、例えばＬＳＤとか慢性覚せい剤中毒などの作用のもとで似たような体験を持つ人がある。だがこの病気の人たちは薬を使ったわけではない。というより、こんな特殊な体験がおこった人々を周りで精神病扱いにするというのが正確な言い方であろう。

患者によっては、ある時期から急に病的な体験がはじまったというより、空想と現実が微妙にからみ合う中で、次第に社会から遊離し孤立して、妄想の世界の中に閉じこもっていく人もある。西丸四方氏の著書『病める魂の記録』を読むと、そのような状態に陥った少年の話が書いてある。その間の情感の移り行き、冷えびえとした淋しさ哀れさがこれほど見事に描かれている例は少ない。

このような症状をあらわした人に、現在の薬物を主とする治療をすれば通常八〇〜九〇%は一、二ヵ月かの後に症状は消失してしまう。しかし問題はその後に残るのであって、一旦この奇妙な体験をすると、何かの機会に再び似たような体験をくりかえしやすいものである。これを再発とか症状再燃とか呼ぶ。

再発には、何らか特色のある状況が見られるのが普通である。このところをのみ込んで時をはずさずに、適切な手を打てば、何とか予防の道が開かれるだろうと期待して皆で努力してみた。はじめは中々有望に見えたが一〇年たって百人余りの患者の転帰を調べてみると、再発を予防するというのは、現在のところなおまことにむずかしいものであることがわかってきた。しかしたとえ再発したとしても自宅で早く軽くすませることは出来、また再入院したとしても短くてすむので、予後改善計画が有効であることは間違いなくいえる。

群馬大学の精神科では、再発予防計画の中で社会生活に即して行われた治療方法を生活臨床とよんだ。統合失調症では後保護(アフターケア)と治療の区別がはっきり立てられないのが特徴である。江熊氏らの考え方によると、患者は独特の生活上の弱点を持っており、それを生活上の事件によって衝かれるとき、これまで安定して社会生活を営んでいたものが、脆くも崩れて症状をあらわしたり、悪化したりするという。問題は、独特の弱点とは何か、どんな性質の事件か、それがどうして症状と結びつくのかという点である。江熊氏の女教師の話（P.68）を参照。

私が患者の弱点と考えるのは、当人の価値意識のからむ問題で、自尊心がひそかに傷つけられたというようなところに過度に反応することである。当人自身がそれに気付いていないことも特徴である。ある事務員の娘さんは、同僚の結婚話があると、いつも具合が悪くなった。私はもちろん彼女の職場で誰かが結婚するなどというニュースを知るはずはないし、彼女の方では自分から何もいわないから、「職場で結婚話でもあるの」とさり気なくかまをかけて聞いてみてわかったことである。こんなことが何回も繰返されるから奇妙である。ねたましいのかと聞けば彼女は否定するし、そんなことは病気とは関係ないという。

いろいろな症例の経験を総合すると、どうも、「裏切られた」、「馬鹿にされた」、「疑われた」、「得をしそこなった」（あからさまに損をしたのではない）というような感じを我知らずにもつ時に、以前に経験した妄想や幻聴が記憶の底から浮び上って来て、それが症状になって表面化するようである。だから、生活上の事件（出来事）といっても他人が見れば些細なことであり、皆が大変だと思うようなことには、むしろひどく鈍い。私が再発に当たって事件という言葉を使わず状況とよんだのは、江熊氏たちのいう事件と患者の弱点とは、鍵と鍵穴のように組になったものであって、両方がはまり合ってから、第二、第三の連鎖反応をおこすような状況だからである。

さて、そのような状況で症状が浮び上るのを記憶にたとえたが（これに関しては第Ⅲ部、8・学習と記憶参照）、ある気分状態がしばしばある特定の思考や行動と結びついていることが考えられる。再発の例から推測すると、初発の発病時にも似たような気分状態があって、それが症状をひき出したのであろう。だがそれだからといって、初発時と再発時は全く同じ過程だと推論するわけにはいかない。この種の気分状態は程度の差こそあれ、初発以前にもあったはずのもので、その時には症状があらわれることがなく、一旦、症状が初発した後では、たやすく症状が出て来てしまうのである。ここには経験と記憶の特殊な関係がある。現在それがどのようなことか、まだわからないけれども、これが心理学的な問題であるばかりでなく、生物学的な問題でもあると考えることは、それを病気としてみる上で重要な点である。私はそれを履歴現象とよんだ。

さて、再発が何度もくり返されると、症状自体が身についてしまって、状況を必ずしも必要としなくなる。病気が慢性化してくると、患者は段々に自分の殻に閉じこもり、人づき合いも出来なくなって、非現実的な空想の世界に生きるようになっていく。

この時期の人たちの自閉傾向が少ないほど、彼らは失われたかつての自分を取戻そうとしてあがき苦しみ、自信を失って、時には絶望のあげくに死をえらぶ〔症例5・X君〕（P.75参照）。ある大学生は、高校時代に発病して一旦治癒しながら、再発をくりかえした末に、縊死をとげたのであったが、彼はその遺書の中に家族の皆にわび、主治医であった私に別れの呼びかけをしていた。自分から遠く隔たってしまったこれらの人たちに対する別離の言葉を、私は自分の研究によって答えようとして努力してきた。現在の薬物療法はこのような場合には殆んど無力である。彼の生を支えるのは、生活療法と精神療法（第Ⅳ部参照）なのであるが、それをなし得るための力が及ばないことも多い。

精神病院を訪ねたことのある人は、どこが悪くて入院しているのだろうと思えるような人々と、影のようにひっそりと無言で佇んでいる人々の二つの群に気がつくであろう。精神病院は陰惨で狂暴な人たちで満たされているところという世間の想像は、昔も今も間違っていて、精神病院は異様に静かな別世界である。これはわが国の精神病院の入院患者の六割を占めるといわれる統合失調症者のためである。昔は影のような人々の率が高かったのに、今は一見健康人のような人々の率が増えた。そして、病院の治療的雰囲気が高いほど、病院は明るい。しかし、そこから退院することができない人々の数は、まだ驚くほど多い。それは患者の症状が悪いのか、病院の治療が行き届かないのか、それとも社会の受け入れがまずいのか、すべてがからみ合ってできた現象のようである。

精神病院の単調で拘束的な生活環境は、患者の自閉的な傾向を一層助長して、いわゆる慢性欠陥状態といわれる病像をつくり上げる。だが私は、長い入院生活の間に、感情が空虚になり、意欲を失い、緘黙、好褥といわれる孤立的生活を送っている人々を、簡単に「欠陥」と呼ぶことをしたくない。それは、五二年前、慢性緊張病と診断した〔症例22〕の娘さん（P．186参照）が、強力な生活療法の末に、社会復帰できるほどに回復したという経験を持って以来のことである。

それ以後、私は、かつて「欠陥」状態にあるといわれた患者が、何人となく社会復帰するのを見て来た。薬物療法の導入と生活療法の活発化は、固定的で非可逆的な変化と思われる状態を著しく回復させることを可能にした。

しかし一方、統合失調症者の一部には、現在は数は少なくなったけれども、治療手段の手を尽しても、急速に病状が進行して、数年の間にみるかげもなく人格変化がおこってしまう症例があることも事実である。クレペリンが、早発性痴呆の疾患概念をつくった時、年若くして発病し、感情の鈍麻や意欲の減退を来たし、進行性で末期には痴呆状態（本当の意味の痴呆ではなく、情意障害による人格荒廃状態）に至るものとして定義づけた特徴が、そのままあてはまるような患者たちがある。中核型とか、クレペリン型とか呼ばれていたものがそれである。

これに対して、軽症で再発をくりかえすような人たちは、反応型統合失調症とかブロイラー型とかよばれた。ブロイラー（E. Bleuler, 1857-1939）は、クレペリンのあげた症状と経過の特徴が必ずしもあてはまらなくても、心理的な症状の面で次のような特徴をもつ人々を統合失調症として一括した。思考連想が弛緩して非論理的になること、思考と感情・意志の統一が乱れること、感情・意欲の中に相対立する傾向が同時に存在すること（両立価値 ambivalence）、現実から身をひいて、自分だけの観念的世界に閉じこもること（自閉性）などである。このような疾患概念からすると、軽症で一過性に症状を示す人まで含まれてくる。この人たちは、発病や再発の際に、状況に対する反応という形で幻覚や妄想などの病状をあらわすことが多く、また、受動的な自我意識の障害を訴えることが多い。数の上からいっても、一番普通に見られる形である。

精神病院で、一見正常に見えながら退院できないでいる人々の多くは、あらわな統合失調症状がきえて、しかも考え方や行動上の障害から社会生活に支障を来している人たちである。彼らは型にはまった保護的な病院生活では破綻を来さないが、変化の多い、刺激に満ちた院外の生活には、融通性のなさ、注意と関心の狭さと固さ、持続性の低さなどの特徴によって適応することが難しい。彼らは、また、とかく目先の利害にとらわれ、他人の欠点には敏感でありながら、自分の欠点には盲目である。そして物事によってはひどく我を通すかと思うと、時には無雑作に投げ出してしまう。対人的な関心、感情的な共感、他人の気持ちに対する思いやりの乏しいことも重要な特徴である。

これらは病気の症状なのか。元来の性格なのか、また、それは何も患者に限ったことではなくて、正常といわれる人々の間にも沢山いるではないかというような疑問がわいてくる。病気とは別に機能障害という見方があることについては第I部2章にのべた（P. 26参照）。正しくその通りで、統合失調気質とか、その程度の強い統合失調病質とかいわれる人格障害は、ここにのべた特徴をそなえている。統合失調症者の家族には、病状のよくなった患者よりも性格の偏りの著しい人たちがいることがある。

では、病者と病質者を区別するものは何であろうか。上にあげたような症状のない強度の病質者は他人にそれとわからないままに病気を経過した人（潜在性病者）なのであろうか。現在のところこれらの疑問に対する明確な返答は得られていない。

ただ、私は、反応の形で症状が再燃するもの、症状がくりかえされるにつれて、持続的な性格的特徴が強化されていくことがあるものは、経過の上から見て病気と見なすのが妥当であり、それは統合失調症質者とは区別すべきものだと考えている。

患者の幻覚や妄想がくりかえし体験されて、持続的に固定された症状となると、それは妄想型といわれる病像となる。妄想による判断錯誤がその人の社会生活を乱すようになれば、入院生活を余儀なくされるが、治療によって妄想が力を失い、また長年の経過の後に妄想と現実の使い分けができるようになれば、この症状があっても結構社会生活を営めるものである。心を許した相手だけには秘密を打明け、主治医をその相手として交渉をつづけ、当人自身では病気とは思わないながらも、社会生活の便宜の上で服薬を容認している患者もある。

すし詰めのJRの車中で、たまたまこのような間柄にある会社員に会ったことがあった。共に釣り革にぶら下がりながら、私たちは奇想天外な妄想話をかわしたものである。放射線を繰って他の天体からわれわれを支配する力について私たちが話し合っているのを、隣の乗客が小耳に挟んだとしたら、おそらくSF物語をしているとしか思わなかったであろう。しかし彼にとってこの物語は現実にまさる重要問題であった。私はこの時ほど「群集の中の孤独の人」を感じたことはない。妄想型の病者が、他の型の人々と違って活動的で偏執的な強烈さをもっていながら、病者の仲間に加えられているのは、一つにはこのような現実離れした点によるのである。

以前は、統合失調症の予後転帰は不良で、大まかに1／3は欠陥状態に、1／3は半治りに、1／3は治癒になるといわれていた。現在の統合失調症者の予後は、治療と後保護、生活指導の如何にかかっているといえるようになった。五〇年前ならば、私の子供がこの病気にかかったと知ったら、私は絶望したであろう。しかし現在ではちがう。勇気をふるいおこして治療を続けるであろう。

そうすれば社会復帰の率は六〇～七〇％には上ろう。それでもなお「欠陥」状態に陥る患者の率は一〇～二〇％はある。本病は今もなお難しい病気であることに変わりはない。

この病気が、青年期にはじまり、長期にわたる多様な経過を持つ病であることは、図3から理解される。ここには、一九五八年から五年間に、群馬大学精神科に入院し退院した全員一四〇人のうちの生存者一〇五人から、退院後二五年にわたる社会適応状況の経過の明らかな人が一人一本の棒として横に並べてある。適応の段階は、説明にあるように、白の自立から黒の入院までの五つに分けられている。退院後の一〇年間を再発の多い不安定期、次の一〇年間を一応の安定期、さらにその後を平穏期として、大まかに区別すると便利である。一昨年には三五年間の経過も報告された。当時は病院の他の社会復帰施設がなかったので、病状が良くなっても社会的理由で入院を余儀なくされている人が少なくなかった。リハビリテーション福祉が整備されてきた現在、先進的な地域では、この入院者の三分の一は院外で社会生活ができると思われる。

治療の方針は、不安定期には薬物療法と再発予防に、安定期には生活療法を中心として、福祉の助けを借りて人生の再建に向けられている。二〇歳で発病した人が四〇歳になるまでに、再建の手がかりを掴めるか否かに人生の分岐点が置かれる。その頃には、親の世代交代もおこっていて、良い環境、支持者（特に配偶者など）に巡り合えた人々には、穏やかな後半生が期待される。ただし「運は準備のある人しか助けない」（パストゥール）。まことに統合失調症は人生のあり方の一つで、ごく簡単に言えば、「現実離れ」「することもある」「脳の病気」で「生活の障害をおこしやすい」

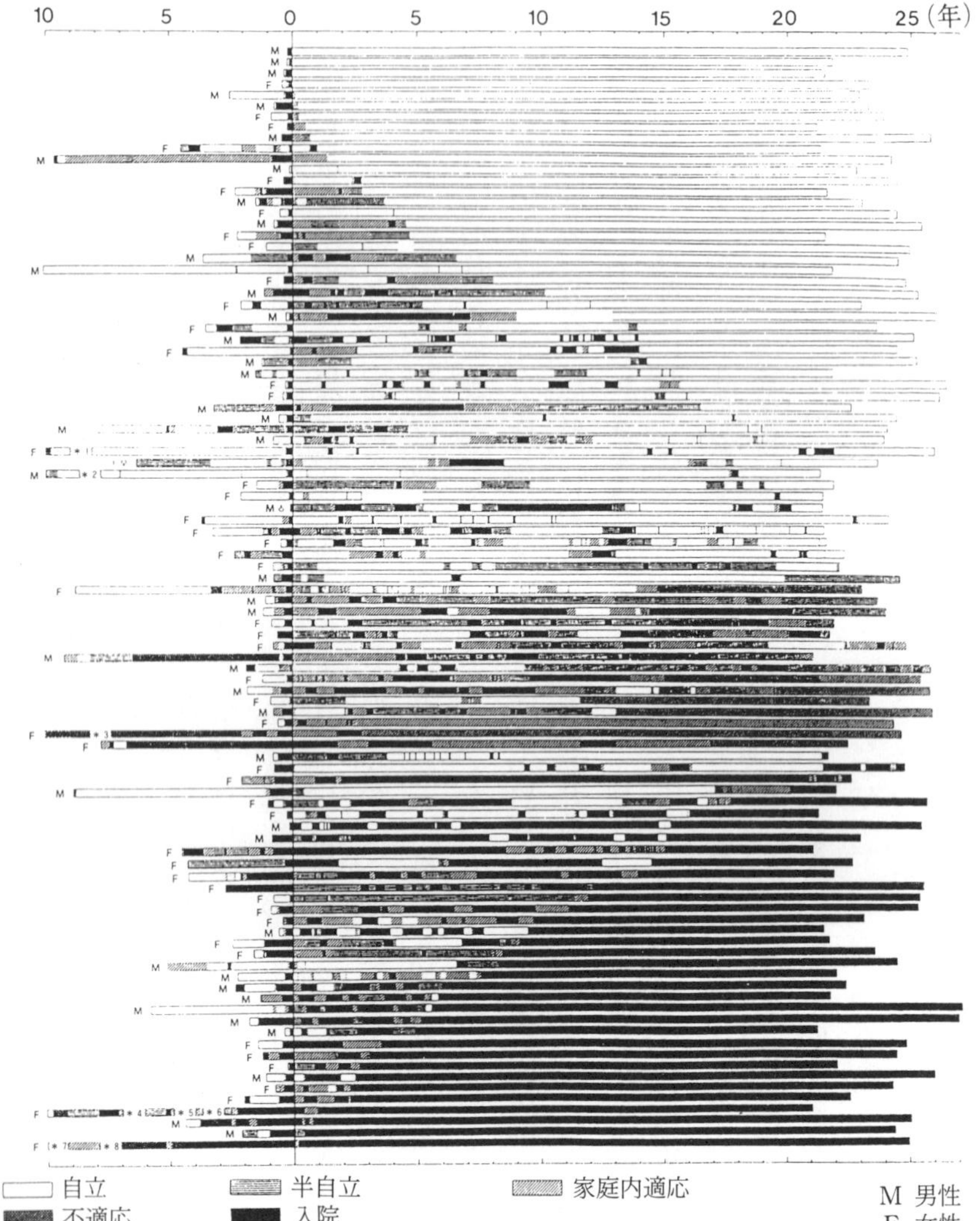

図3　統合失調症の社会適応の経過〔小川一夫氏らによる〕

疾患である。

統合失調症は今なお世間では恐れられている。しかし私は「この病気はこわくない、ただひどく手ごわい」と言いたい。このいまわしい病名を変えてほしいとの声が家族会から上がって統合失調症と改名されたが、名前を変えるより、治せるようにして、時に障害を持ちながらも社会人として生活している姿を世間に見せることが大切ではなかろうか。結核は見習いたい先訓である。

(2)気分（感情）障害

気分（感情）の浮き沈みは誰にもある現象で、普通は一過性であり、全般的な活動性の変化を伴う。それは病気とはいえないほどの軽いものから精神病扱いにするのが相応しいほど重い場合まである。気分（感情）障害といわれるこの病態は、気分の落ち込み（うつ）と高揚（躁）をその両端にもち、その中間圏にさまざまな程度の軽症状態がある。症状のある時期を病相期（エピソード）とよび、そのエピソードに躁と「うつ」が交代する場合を 双極性とよび、一方だけ、特にうつ状態だけが繰り返して現われる場合を単極性という。

クレペリンは、早発性痴呆の疾患概念を作った時、それと並立するものとして躁うつ病を独立の疾患単位とした。現在でも躁うつ病の病名は双極性感情障害と同義に狭く用いられている。気分障害は、治療の進歩もあって軽症例が増え、広く一般人に見られるようになったことから、精神病扱いにするのは不適当と考えられるようになり、法律上の精神障害者の定義からも除かれている。

感情障害は、その病相期のすぎた後には、その跡をとどめないほどに元に戻るのが普通である。

エピソードのくりかえしは毎月一回おこってくるというような規則的なこともあるし、一生に一回ですんでしまうこともある。一回でも周期性と一緒にされるのは矛盾した話だが、それは症状面の共通性による。

〔症例17〕T夫人は三五歳頃から月の前半はうつ、後半は躁と決まって変動をくり返すので、家庭生活が不可能となり、長く入院を続けなければならなかった。うつ状態になると、彼女は病室の隅にうつむいて坐り、他人とも話をせず、目立たない存在になってしまう。小柄な彼女は余計に小さく見え、体のこなしも物うげで鈍い。食欲も減って力がない。

ある朝の回診でお早うと声をかけると、顔を上げてわびしげに会釈したが、かすかに口紅をつけているのに気付いた。「Tさん、元気になれそうですね」というと、彼女は「まだですよ、まだ駄目ですよ」と低い声で答える。回診の後で、化学検査室に行き、当時連日測定していた彼女の尿量を調べた。すると前日から急に尿量が増していることがわかった。私は病室の看護婦に電話をして、「Tさんはそろそろ躁になるよ、状態が変わったら教えてくれ給え」と伝えた。看護婦から電話がかかって来たのは、その日の夕方のことである。Tさんの病室に行ってみると、「あら先生」と飛び出して来て、からからと高笑いをしながら、誰彼の悪口をいう。「今朝はまだ、うつは治らないといっていたじゃないか」というと、「何いってんのよ、お医者は細かいことというんじゃないの」と高飛車に出て相手にならない。

彼女のうつ状態から躁状態への転換はいつもこのように急激である。これをスイッチ過程と呼ぶ。

自分自身がこの転換の接近を意識しないうちに、彼女の体は軽く動くようになり、身だしなみをはじめ口紅をつける。水を飲む量が増え尿量が増加する。躁状態になると、病室中一杯にとんで歩いて、看護婦や他患者の世話をやき、干渉し、一日中しゃべったり笑ったり怒ったりして落ち着かない。これが一週間位続いた後に段々に沈静し、ほぼ正常になる。と思うともう軽くうつ病期がはじまっている。T夫人にはこうして躁うつの病相期の間に中間状態というものがほとんどない。急速サイクル型という。「私のはメンス昂奮よ」と彼女は言う。うつから躁への転換は月経と関係のあることが多いからであるが、彼女の説は必ずしも常にあてはまる訳ではない。ホルモン剤で周期を動かしてみても、無関係に躁うつの周期はめぐり、「メンスがなくなったら私の病気は治る」と楽しみにしていた期待も、入院生活一〇年の後に来た閉経期になって残念ながら裏切られた。躁うつ病期の循環は相変わらず続いたからである。

彼女は五五歳で狭心症でなくなったが、それはまだ抗うつ剤や病相の反復を予防するリチウムによる治療がはじまる前のことであった。現在なら彼女を病院で死なせるようなこともなく、元気でうちに帰してあげることが出来たかも知れない。人がよくて明るいTさんの高笑いが耳に残るような思いがする。

次のSさんのように一回の周期が八年も続いたのもまれである。

〔症例18〕Sさんは入院した年が四九歳、早く夫に死に別れ、やもめ暮しをしながら育てた一人息子のところに来た嫁との間がうまくいかなかった。ある日自宅に火をつけて焼いてしまおうとしたところを、大事にならずに発見され、警察で取調べをうけている間に精神異常であるということで入院させられた婦人である。

Sさんは軽い結核をわずらっていたので、精神病院の結核病棟に長く寝ていたが、それは単に安静をとっていたというだけでなく、重いうつ状態が持続していたためでもある。一日中床についたなりで、話しかけても言葉少なくわびしげに答えるくらいしかしない。自分から訴えることもない。申し訳ないことをした。自宅に火をつけて自分で死んでしまおうと思ったのだが、それもできなかった。私は生きている資格もないのだが今は死ぬ気力もない。というようなことをぽつりぽつりと語るだけである。私がSさんの受け持ちになったのは入院後七年目のことだったが、病歴を繰ってみても、この間彼女はほとんど同じ状態を続けていることがわかった。仲間の医者もはじめのうちは何かと治療を試みたが一向に効果がないので、あきらめて静かに寝かせておく始末となった。私もそれを踏襲して彼女と接するのは回診の時だけという有様になった。これも薬物療法導入期以前の話である。

ある春の朝、回診に行くと、彼女のベッドが空いている。看護婦に聞くと庭の掃除をしているという。「本当かい」とびっくりして聞くと、近頃何となく元気になったように見えていたが、今朝自分から庭の掃除がしたいというので箒を渡したらはじめたとのことである。早速庭に出てみると、彼女がひとりで柔らかい春の陽の下で仕事をしていた。

ベンチに招いて二人で腰をかけながら、はじめて少しばかり長話をした。その後、彼女はもう昼間ベッドについていることがなくなった。病室の掃除や看護婦の手伝いをし、病院の庭を散歩したり、院外に買物に行くこともできるようになった。

彼女は気の優しい穏やかな婦人で、よく他人のことにも気をくばった。昔の放火事件についても落ち着いて話をすることができた。嫁は気の強い女で、元来口の重い彼女は始終やりこめられていたらしい。どうして放火などという大それたことをする気になったのか、自分でもよく説明できない。ただもう死んでしまいたいという気持ちが先に立って、後先の考えなしにやったことであるらしい。また八年間も寝たきりでいたのに、どういう風の吹き廻しでまた元気になったのか、その理由も彼女自身はのべることができない。私はその当時躁うつ病という病気はそんなものだろうと深く詮索をしないでいたから、理解が浅薄なものだったことには間違いない。

しかし、いずれにしても、八年間のねむり姫ならぬ憂うつおばさんがある春の朝、庭を掃いていた鮮やかな印象は忘れ難いものである。その後一年、いろいろ家庭的の問題で処理の必要があったが、彼女は無事に退院していった。それからの彼女の運命を私は知らない。

頻繁に気分の循環の見られたT夫人と、八年もうつ状態一本ですごしたSさんは、共に極端な例であって、一般の躁うつ病はその中間にあたる。〔症例6・7〕の二人の夫人のようなのが近頃普通に見られる姿である。抗うつ薬療法や電気ショック療法などで、病期は短縮し、周期も変化して来た。ただし今でも治るのに躁病は一月、うつ病は三月ぐらいかかることが多い。

躁うつ病は、T夫人のように、とり立てていうほどの心理的な原因もないのに、周期性の変動が身体的、精神的におこって、それにつれて躁やうつの病期があらわれるように見えるものから、Sさんの姑嫁問題、M夫人の海外旅行、I夫人の引越しなどのように、うつ病期が何らかの発病状況の上にあらわれてくるものまでいろいろである。〔症例18〕Sさんの発病は、反応性におこって来た抑うつ状態と一部似てはいるけれども、事件によってひきおこされたというより、当人の人柄が置かれた事態に反応して、発病を導くような状況をつくり上げたという方がふさわしい。「生き方」「生き甲斐」がゆり動かされたともいえる。そして出来上った病像は、生物的な周期の変動によるうつ病とほとんど同じようなものとなる。これらは内因性うつ病とよばれるものである。

心因性、反応性の抑うつ状態とちがって、内因性うつ病の抑うつ気分には、身体が重い、胸がしめつけられる、腹がしこっている、力が入らないなどの身体気分の沈滞が著明である。便秘や食欲の減退、体重の減少などはうつ病には非常に多い症状だが、これは胃腸の運動の低下や消化機能の減退のあらわれである。性欲の減少も必発である。自分の病気は身体の病気だと思って、内科医を訪ねるうつ病患者（マスクされたうつ病という言葉がある）は少なくないし、身体の不治の病気（癌など）に罹っていると思いこむうつ病者もいる。疾患妄想とよばれる症状である。

うつ病者の障害は、運動や感覚、総じて行動の面にも素直にあらわれる。視力が鈍ったといって眼鏡をかえる人もいるし、耳が遠くなったとこぼす人もいる。うつ病の患者と一緒に歩くと、うなだれてとぼとぼと重く足を運ぶので、私の方がどうしても先に出てしまう。ところが、同じ当人が躁病になると、昂然と頭をもたげ、そっくり返ってすたすたと歩くのだから面白い。遠くで見かけると、やあと声をかけやって来て、あたり構わず大声で話かけるので、私は降参してしまう。
これらすべての現象は、うつ病の病状が精神的なものばかりでなく、身体的なものであって、生体機能の全般的な変調と見られることを物語っている。反応性うつ状態ではこのようなことは少ない。

生体機能の変調は、日内リズムの乱れとしても著明にあらわれる。睡眠障害は躁うつ病期の初発症状として、また持続的な症状として、患者や周囲の人たちを悩ますものであるが、気分の日内変動も、注意してみると多くの患者に認められる症状である。朝、寝起きが悪く、気分がさっぱりせず、何をするのも大儀である。夕方になると自然に気が軽くなり、活気を取戻して、笑い顔も出るようになる。明日は気分が晴れるかと思うと、また眠られない夜が来て、いやいや朝を迎える。重苦しい明け方は、特に自殺を思うことの多い時間でもある。反応性うつ状態では、このような日内リズムの乱れはあまり目立たない。

過去に似たような病期をくりかえしていれば、それが当人の性格や体質に関係する出来事であることを推測させるが、それはかなり特徴のあるものである。

感情病圏の人は、概して他人の感情に思いやりが深くて細かく気を使う性格の持主である。現実に応じた物の考え方をする。気分は人により憂うつに傾きやすいこともあるが、むしろ普段は朗らかで活発なことが多い。その動きは柔らかで、時には波をくりかえす。循環気質という言葉がこの場合にはふさわしい。スランプの時期が暫く続いたかと思うと猛烈に活動的な時期がくるというように感情の起伏が激しい性格は、循環病質とか躁うつ病質とか呼ばれ、この状態と躁うつ病との差は程度の問題で質的な違いはないものと思われる。

うつ病の病前性格には、物事に対してよい加減にすますことができず、身も心も打込む熱中の傾向の強い人が多い。実直で責任感が強く、生真面目で徹底的というような評価が周りからつけられる。下田光造氏が執着気質と呼んだのは、このような特徴である。うつ病の発病状況の章でのべたように、何かあることに打込んでやっているうちに、背負い込んだ負担に耐えられなくなり、うつ病を発病するというような場合には、患者の執着的な性格が大きな役割を演じていると思われる。

8　精神障害の構成と多元的診断

精神障害のさまざまなあらわれ方をどのように分類し整理するかは、昔から精神医学者の大きな課題であった。それは診断のつけ方に直接つながるばかりでなく、各種の精神障害をどのように理解するかという基本的な問題にかかわり、ひいてはそれに対する治療や対策の決定に結びつく問題である。

これまで、私は現在一般的に用いられている診断名を、それがつくられた規準への考慮なしに使って来たが、この章では分類の仕方自体を問題にしようと思う。いろいろな診断名がどのような観点の上に立ってつけられたかを整理することは、精神障害の構成を明らかにすることになろう。

本書にあげられた診断名のうち、観点の最もはっきりしているのは病因にもとづくものである。例えば、フェニルケトン尿症、進行麻痺、脳腫瘍など。もっともこれらにしたところで、それが精神症状をあらわすに至る過程（病態生理）は十分明らかとはいえず、また例えば腫瘍がどうして出来るのかはわからないが、病気としては原因がはっきりしている。これらにくらべると、慢性アルコール中毒やてんかんでは、病因の意味がもう少しあいまいである。しかしいずれにしても病因論的診断であることは間違いない。

一方これに対して、全く症状の現象形態にもとづく診断もある。症状論的診断というものである。例えば、人格障害、精神遅滞など、幻覚妄想状態とか神経衰弱、抑うつ状態などという診断は、それこそ臨床的な状態像の類型をそのまま診断名にしたもので、これもまた一般に通用している。

病因論的診断と症状論的診断の中間に、臨床精神医学の主体を占める疾患論的といわれる診断がある。神経症、統合失調症、躁うつ病などがそれである。これらの場合には、症状論的特徴がまず出発点となって、発症の契機を探り、経過の特徴や当人の人柄、体質などを知った上で、環境的要件を考慮して総合判断する。神経症は心因性、統合失調症や躁うつ病は内因性の精神障害と呼ばれることがあるが、その際の心因、内因は、病因論的診断のように明瞭なものではない。特に内因とは何のことだかその正体がよくわからない。

論議に入る前に、大まかに歴史的な展望をのべておこう。一九世紀の初頭、フランスの精神科医たちがはじめて精神医学の体系をつくり出した頃——その中にはフランス大革命の頃、鎖につながれていた患者を解き放ったピネル（Ph. Pinel, 1745-1826）やその弟子のエスキロル（J. E. D. Esquirol, 1772-1840）などの名があげられる——、当時、精神病はその主な症状によって分類されていた。妄想があれば妄想病、興奮していれば躁病といった具合である。その後一連の症状は組になってあらわれることがわかり、緊張病（興奮もあれば昏迷もある）などの概念がつくられた。

一九世紀後半は、身体医学の側で疾患概念が伝染病を中心に明確な形をとるようになった時期である。それに応じて精神疾患も一定の原因、特有な症状と経過、死後の病理解剖によって規定されるもの、つまり疾患単位によって分類されることが期待された。梅毒性脳炎である進行麻痺はその典型であって、この病気は野口英世（一八七六〜一九二八）が患者の脳の中に病原体を見出した時（一九一三年）、最終的に疾患単位としての要件を満たしたわけである。

クレペリンが早発性痴呆と躁うつ病の概念をつくった時も、これが疾患単位としての要件に沿うことを期待してなされたもので、この見解は今日に至るまで深い影響を残している。

しかしその後、精神障害は決してこのような形の疾患単位に分類し尽くされるものでないことが分かってきた。

脳を含めて身体に影響を与えるいろいろな原因は、外傷といわず中毒といわず感染といわず、その種類は多様であっても、精神症状としては意識障害、痙攣、欠陥状態（痴呆）のように共通であることが多いし、また逆に、同じ原因がさまざまの症状のもとになることもある。前者の共通点を抽出して、外因反応型とか症状精神病（身体病の症状としての精神病という意味）などという言葉ができ、精神症状をあらわす器官の場としての脳によって、脳病性精神病という言葉も使われた。外因反応型のあらわれ方の差は、主として侵襲の程度と緩急の如何による。要するに、障害をおこす原因の方から、障害をあらわす実体の方に観点が移されたのであって、それが脳であるために共通の症状があらわれたことになる。同じ原因で違った症状をあらわす場合には、個体によって脳の障害のされ方が違うと見れば、説明がつくわけである。

一方、心理的な原因（心因）によってつくられる精神症状にもさまざまの形がある。それは反応としての精神障害の章でのべたところであるが、この場合にも心理的原因と思われる体験が超個人的に決定的な役割をもつものから、反応をおこした当人の人柄、性格が主役を演ずると思われるものまでさまざまである。外因反応型の場合には超個人的な脳機能の反応に重点がおかれていたのに対して、心因反応の場合には個体の側の特性が反応の型を規定する要因として重視される。

クレペリンのように精神病を精神障害の中心問題と考えた人とちがって、フロイトのように神経症を中心に研究した人たちは、精神病に対してもその発現の要因に心理的体験を重視し、個人の心理機制を問題にした。

さらに、外因とも心因とも考え難い不明の要因で、おそらくある部分は遺伝的に規定されたものと考えられる原因を「内因」とよんで、内因性精神病として統合失調症や躁うつ病を一括する考え方があらわれた。従来わが国の精神医学の本は、多くこの考え方に沿っていて、外因性、心因性、内因性の精神病または精神障害という三分法を使っていた。内因性という概念は甚だあいまいだからやめてしまえという意見がある一方に、内因性に特別な人間学的な意味を含めたり、また研究や治療を啓発する上に有効な概念だから用いようとする意見などであって、精神障害の中で最も問題をはらんだ領域となっている。

そもそも、診断は何のためにあるのだろうか。いうまでもなく、障害の本質を明らかにして、治療や予防に結びつけるための判別操作の一つである。こんなわかり切ったことを改めて問いかえすのは、診断が本来の意義を離れて、人を差別するために使われたり、治療の妨げになることさえあるからである。余談になるが、人にレッテルを貼る習癖は病気の診断ばかりに止まらず、広く世の中に行なわれていて多くの害悪を流している。統合失調症という診断は、ある人にとっては事態の本質を見きわめ、正しい治療方針の立て方に役に立つが、またある人にとっては宿命の刻印として治療の放棄を意味することにもなる。統合失調症が内因性精神病の一つに数えられている意味は、病因論的診断とは違った推論にもとづいていることに気がつかないと、しばしば誤った判断に導くことになる。私たちが病因論的診断を目標の一つとして高く評価する理由は、病因の究明が障害の本質に迫り、根本的治療に役立つためであって、それ以外ではない。だから病因論的診断の姿を借りた類似診断をつかう時には、診断本来の目的にかなう限りにおいてそれを使うことを常に心がけておかなければならない。

精神医学の臨床では、神経症とか統合失調症とかの診断をつけたとしても、それはごく大まかな治療のわく組を立てるのに役立つぐらいで、実際の診察にはすぐには結びつかない。土居健郎氏は精神科医に必要なのは診断をこえた「見立て」であることを説き、笠松章氏は、第一の病名診断の上に、第二の事例性、第三の社会性診断を立てて病状の経過に応じた治療上の判断を行なうことが必要であることを指摘した。現行の診断をこのようにして改善していく努力をしない限り、病名はいたずらに悪用されるばかりであろう。

さて、精神医学の諸診断を通覧すると、それはいくつもの規準または次元によって現象を切断し、解析したものであることがわかる。身体的な次元はさらに化学的な過程と生理的な現象に分けて考えられ、心理的な次元は精神病理的な（現象学的な）現象と機能的な連関にわけて考えられる。心理的と機能的な過程は一緒になって刺激・反応の次元を立てることができ、社会心理学的な人間関係論は精神病理的な過程と一緒になって力動的（精神分析的）解釈の次元をつくりあげるなどである。

解析の次元の立て方によって、障害の本質がよくあらわれるものとそうでないものがあり、対象とする問題によってどのような次元をえらぶのが最も適切かの判定が必要となる。そしてこれらの部分的な認識が組合わされて、精神障害の構成ができあがる。これが多次元的思考の考え方である。

ここでは臨床的な観点から、種々な次元を通じて考えられるものとして、ある時点（時期）の精神状態像と、その人の持続的な特性（行動類型、気質、性格、人柄、知能など）を不可欠の要件とし、これに精神障害の発現の場である脳の状態と原因および環境的な関連事項の考慮を加えて、生活面での障害の程度を判定した時に、はじめて診断が成立するものと考える。だから一つの病名ではこれを尽すことはできず、多元的な診断名が必要となる。

例えば、強迫症状を示す患者が、統合失調症であることもあれば、抑うつ気質のこともあり、また強迫気質のこともある。それに心因的条件が加わることも、身体的異常の関与することもある。これらの患者を統合失調症の初期、またはうつ病の病相期、あるいは強迫神経症として単一の診断名をつけるだけでは、臨床の指針として不十分である。

多元的診断の必要性は、発育期や老年期の精神障害のように、特に多角的な観点が要求される場合に痛感される。小児や児童では、精神状態像と共に知能水準や身体的異常ないしは養育条件を同時に考慮するのでなければ診断の意味をもたず、老人では、精神状態像と共に元来の性格、脳・血管病変やその原因および生活状況を含めて総合的な判断が必要となる。

多元的診断の考え方によれば、精神障害の成立には複数の要因が関与し、個体はそれぞれの特性に応じて要因に反応してそれぞれの時間的経過の中で精神症状をあらわす。ここで反応とは、その最も広い意味においてとらえられているので、心理的な即時反応も、遅延反応も、従って反応の履歴による後効果を含め、さらに脳を中心とする生理的生化学的な反応までも含めて考える。

神経症や症状精神病はそのような考え方ができるとしても、統合失調症や躁うつ病のような場合にそれが可能であるかと問われる方が多いに違いない。私は毎日の臨床に、これらの診断を用いているが、それは疾患単位の名称として用いているのではなく、心理的状況に伴って生ずる生物的反応の特殊な型式が想定される場合にこの診断をつける。現在の知識では、この反応型式の内容を十分明らかにすることができていない状態であるから、診断は研究を促進する意味と治療の大わくを見定める意味で、暫定的実用的に用いている。この意味での疾患論的視点は有用である。

多元診断の考え型の歴史は古い。クレペリンの疾患単位の考え方の批判の上に立って、一九二〇年代にビルンバウム（K. Birnbaum）が病像の構成分析ということをとなえ、ついでクレッチマー（E. Kretschmer, 1888-1964）が多元的診断を提唱したことに発している。この考えは長く発展をみないできたが、近年、精神障害の疫学的研究調査が世界的なレベルで問題となり、各国や学派による診断基準の相違を調整して、国際疾患分類（ＩＣＤ）や国内の分類基準をつくろうとする努力が、世界保健機構（ＷＨＯ）を中心に各国で行なわれるに及んで、再び多元的診断または多軸診断の必要性が認識されるようになった。

ＷＨＯによるＩＣＤ-10（一九九二年）は、臨床的診断の信頼性と共通性を高めるために操作的にとりきめられた国際的な診断基準である。そこでは器質性精神障害はＦ０、精神作用をもつ物質（例えばアルコールなど）による精神および行動の障害はＦ１、統合失調症および妄想性障害はＦ２、気分（感情）障害はＦ３、神経症性障害などはＦ４と記号化され、さらに5桁までの数字を使って、病型、経過、転帰などが番号で表せるようになっている。その他Ｆ９までにすべての精神障害が含まれている。厚生労働省がＩＣＤを使うようになったので、それは我が国の医師のカルテの記入にも及んできた。これは疫学のための統計や学問的研究に役立つことが大きい。

多軸診断を徹底して提唱したのは米国の精神医学会による「精神疾患の分類と診断の手引き」ＤＳＭ-Ⅳ（一九九四年）である。その第一軸は疾患の症状（現在症）による診断、第二軸は人格障害と精神遅滞、第三軸は一般身体疾患、第四軸は心理社会的および環境的ストレス、第五軸は機能性障害の全体的評価からなっている。精神障害の理解には、そしてその治療には、性格や身体的、社会的背景までを総合的に考慮する必要があることが、このような診断体系を作り上げた。

ただしこれらを実際の診療に活用するためには、単なるレッテル貼りであってはならず、特別の配慮が要る。この診断は病気のある時点の横断面を限定するものであるから、病気の流れを縦断的に見通して将来への治療方針を立てる微分的および積分的な見方に欠けている。古くから言われている「見立て」、「見通し」の大切なことは忘れてはならないことである。

第Ⅲ部

1　精神医学の方法論

精神医学を身体医学と対比させて特徴づける第一の点は、その方法論上の問題であろう。近代の自然科学的医学の方法論は一世紀以上前にフランスの生理学者クロード・ベルナール（C. Bernard, 1813-1878）が『実験医学序説』を著した頃から確立されたといってよい。それまでは生体の目的論的な視点が始終入り込んできて、研究をあいまいなものにしていた。今の身体医学では形態学と生化学と生理学に帰着しないような問題の立て方は、考えられもしない。そして今や探求は分子生物学のレベルに及んでいる。何が what ?・いかに how ?という問いかけが課題をとくための方法として限りなくミクロの世界に求められている。

ところが、精神医学では、なぜ why ?という問いかけがいつまでもつきまとっている。相手（患者）は何のために、何の目的で、どのような意図で、そんなことをいい、あんなことをするのだろう、と聞くのである。なぜという問いにはそれに答えたところで、それが真実である場合も嘘の場合もあり、答えられない場合だってある。その際の真実の保証はどこに得られるのかそれさえわからない。これは治療にも直接に響く問題である。患者が寝ていたいといったら、寝かせておくのがその人の主体性を尊ぶことになって、真に治療的なやり方なのか。寝ていたいというのは、何らかの病的な症状としてあらわれているのだったら、何とかしておこすようにするのが治療者の務めなのであろうか。このように患者の主体性——自己決定——をどこまで認めてよいか、自己決定自体の障害が考えられるなら、それよりも患者の生き方の可能性を最大に発現させること、いいかえると自己実現を目標にすべきではないのか、というようなことが問題となってくるわけである。はしがきで精神科医療の中でのロマン派と現実派の対立を書いたが、それの根本がここに登場してきたことになる。こうして精神科医はたえず方法論上の反省を迫られている。こんなことは医学の他の分野では見られない。説明した上での同意（インフォームド・コンセント）は精神科医療では特に微妙である。

原因の探求について、人間は古くから問いかけの仕方自体を問題にしてきた。アリストテレスがcausa materialis（質料因）、causa formalis（形成因）、causa efficiens（動力因）、causa finalis（目的因）の四つを区分したことはよく知られている。この分け方は問題を整理する上に便利なので、これに従って医学の方法論を考えてみると、目的因を除く前三者を問うことによって、病因論、病態生理を追求してきたといえる。還元論的方法と呼ばれる。ところが主体性のある人間を相手にする精神医学は、目的因にふれないですますわけにはいかない。ここでは全体論的方法があらわれる。話が抽象的になることを避けるために、症例をあげて説明することにしたい。

〔症例19〕三二歳の未婚のRさん。彼女の診断は小児恐怖症 pedophobia という珍しい症状をもった神経症である。彼女は赤ちゃんがそばにくると身ぶるいが出るほどこわく、不安となり、電車の隣の席に赤ん坊をだいた母親が座ると、逃げ出してしまうくらいである。

なぜそんなに嫌なのかと聞くと、あのぐにゃぐにゃした感じがたまらなく不愉快なのだという。この症状は彼女が二〇歳になったころにはじまり、今日まで続いているのであるが、今回はじめて精神科を訪ねるに至った動機は、赤ちゃんを生まぬ女は乳癌になりやすいと聞いたからである。乳癌にはなりたくないし、赤ん坊は生みたくない——どうも困ったという話である。「あなたは妊娠でもしたのですか」とあえて失礼なことを聞くと、「私は男は嫌いです」という。

この女性と二時間近くも話し合った結果、彼女の生い立ち、家庭の状態、さらにS地方の没落した大地主の三代にわたる物語が明らかになった。彼女の父は、格式の高い祖母に育てられた人で、ひとり子で権威主義的なしかも男らしい男であったという。父は数年前になくなったのだが、彼は四人の娘の末女である患者を偏愛していて、父と末娘との結合は強固であったらしい。ぐずで忍従的な母は､彼女にとっては軽蔑の対象でしかないという。気ぐらいが高く知能も優れていた彼女は、父の相談相手であり、いつか家の支柱をもって自ら任ずるようになった。姉たちはすでに嫁して家を去り、彼女は現在母と二人で暮している。没落地主とはいえ、経済的な苦労はないらしい。「私はこれまで目ざしを食べたことはありません」やれやれたいした娘さんだわいと私は嘆息した。

彼女は一八歳の時に、当時好意をもっていたある男性にキスを迫られ、それを断ったために頬をなぐられたことがある。この経験は彼女の自尊心をひどく傷つけ、以来彼女の男性に対する感情はゆがめられた。彼女は男に負けないといいながら、男らしい男に魅力を感ずるといい、「女遊びもできないような男には興味がない」などと矛盾したことをおっしゃる。

彼女の赤ん坊嫌いは、姉が赤ん坊をつれて里帰りした時からはじまった。軽蔑している姉の結婚の結実を彼女は拒否しようとする。こうして彼女は結婚できず、昔風にいえば婚期を逸した形になったのだが、今回乳癌予防のためには赤ん坊を必要としていると称するのである。

精神医学的解釈によれば、患者には父との同一化 identification が強くてその段階に固着し、自らの性を拒否しながらもしかもそれを否定し得ないという無意識の葛藤に陥っており、女性としての精神的成熟がはばまれていることになる。赤ん坊はいわばこの葛藤の象徴のようなもので、姉の子をみてそれを拒否する心理が小児恐怖という症例になってあらわれたと見なされる。彼女はこの症状によって結婚しないことを合理化するが、それは婦人雑誌の乳癌の記事ぐらいでゆらいでしまうぐらいに不十分な理由づけである。

このような解釈は一般に精神力動的見解とよばれ、いうまでもなくフロイトの精神分析に発している。フロイトは、患者が自分の症状の正しい洞察をえるとき、治療は終了すると考えている。無意識の願望と葛藤から症状の成立を説明する仕方は、目的因にたよっているのであって、このかぎりにおいて検証することのできる fact にもとづく自然科学的医学ではなく、fancy や fiction の一種である。

ただし治療者がこの解釈を fancy と承知の上で治療に組み込むのは——精神分析家は fact だと

思ってやっているが――、このような心理物語のストーリーが神経症の成立の過程に数多く繰り返されるからで、私見によれば、この構成に形成因としての妥当性を認めるためである。

私のこの意見に対しては反対される方も多いだろう。一般に精神力動的見解はdynamicsという言葉が物語るように、むしろ動力因に重点が置かれているように思われている。しかし「力動的」見解の実証的な部分は、多数の症例に共通する形式とその成立の仕方、即ち形成であることを考えると、いわゆる精神力動と称されているものが形成因をより所にしている見方と理解した方がよい。患者の精神療法は、症状成立の目的因を問う代りに、形成因を問うことによって置きかえられている。精神力動的解釈が科学的意味をもちうるのは、このような理由である。

これに対して次の症例は精神医学の別の方法を示すものである。

〔症例20〕六歳の自閉症児。N君。二歳の頃から対人関係を喪失し、言葉を失っている。彼は東京大学の精神科小児部の患者の一人である。心理学者の平田昭次氏は、この児がシーソーに強い関心をもつことに注目した。彼がシーソーに乗っている時、あーと声を出したらシーソーを動かしてやった。これをくり返すうちに、発声とシーソーの動きとが連絡し、さらにシーソーを動かしてくれる平田氏とこの児の間に関係が成立した。

次に治療者はN君にはめ絵をさせた。はめ絵が一回できるごとに飴玉を与え、段々に課題を増し時間を延長していった飴玉は次におはじきにかえられ、おはじきがプラスチックの小さなコップにある程度たまると、はじめて飴玉が与えられた。今ではこの子は治療者を相手に一時間も対座して

「勉強」を続けることができる。おはじきは飴玉を買うためのシンボルのようなものとして利用されたが、報酬は必ずしも物質化されたものとは限らず、ほめ言葉、頭撫でなどの象徴記号にかえることもできる。治療者はこのように逐次に段階を高めて、弁別学習や言語訓練に進んでいる。

ここでなされている治療は、シーソーに対する関心、いいかえると一種の定位反応 orienting reaction を最初の手がかりとして用い、シーソーゆすり、飴玉を第一次の強化刺激、おはじき、頭撫でなどを二次、三次の強化刺激として利用して、一旦は失われた能力を子供に回復させようとする。

この方法はパブロフ（I. P. Pavlov, 1849-1936）の古典的条件づけに対してオペラント条件づけと呼ばれるやり方で、強化学習理論に沿って行われる一種の行動療法である。行動心理学では動因、動機づけ（モチベーション）とか報酬と罰（＋と－の強化刺激）などという操作的な概念をつかう。報酬によってなぜ強化（反応の増大）がおこるかという問題についてはさまざまの解釈があるが、ここでは行動をおこす力を仕事によって測り、規定しようとする点が特徴であって、力の制御と方向づけを治療に役立てようとしている。もし行動療法で障害が治療できるものならば、症状の成立は条件づけ過程の障害が関与している現象であるに違いない。この意味で行動療法は目的因を動力因におきかえることによって、原因の探求と治療を目指すものといえる。ただし、N君の場合は、このような方法によって得られた成果は、限られたものだった。

第三の症例は、精神力動とも行動病理とも違った方法にもとづいて治療されたものであった。

〔症例21〕五八歳の高校校長、K氏。この二、三年来、時たま奇妙な発作がおこることに気付いたが、最近二、三ヵ月ひどくなったので診察をうけた。

発作というのは、生徒を集めて訓話などをしていると、突然古い昔の記憶がよみがえってくる。K氏はそれを「昔のことがにおってくる」という独特な表現を使って私に説明した。いつも似たような子供時代の記憶である。不愉快な気分ではないが、何秒かそれにひたっていて、はっとわれに返る。すると前にどんな話をしていたのかすぐ思い出せない。沢山の生徒や教員の前で、本当に困ってしまう。何とか適当にごまかしてきたが、大分ぼろも出したらしい。記憶が「におう」といったが、それがどんな「におい」かと聞かれてもなんとも返事ができない。

異常の発作症状は、意識混濁の発作的出現と同時に追憶が伴い、後に軽い逆行健忘（P. 107）があるというものであって、脳の電気的活動にリズムの異常が予測される現象である。そこで脳波をとってみると、両側の側頭部に鋭い発作波が頻発していることがわかった。側頭葉性精神発作（部分発作ともいう）という診断である。この症状をおこした原因について、いろいろな神経学的な検査やX線検査を行なってみたが、脳内の血管障害や腫瘍の可能性は見出されないので、不明の原因による遅発性のてんかんと診断された。この患者には、抗てんかん薬の一種を処方して、持続的に服薬してもらうことにしたら、発作は著しく減って学校の仕事に差支えないようになった。現在ならCTやMRIなどのハイテク機器によって、診断がもっと正確になったであろう。

K氏のような症状は、英国の神経科医ジャクソン（J. H. Jackson, 1834-1911）によって、前世紀の終りにすでに記載されていた。彼はこれをdreamy stateと名付け、大脳の側頭葉の尖端部の病変でおこることを指摘していた。その後、カナダの神経外科医ペンフィールド（W. Penfield, 1891-1976）が脳手術の際に側頭葉の各所を電気刺激して、K氏の発作と同じ症状を発現させることがわかってから、側頭葉発作の内容は非常に明らかにされた。

一九二〇年代の終りに、ドイツのベルガー（H. Berger, 1873-1941）によって、脳波が臨床に導入されてからてんかんの神経生理と診断は画期的に進歩し、さらに抗てんかん薬の方も、薬の化学構造に立脚し動物実験に裏づけられた系統的な探索によって、より有効な薬物が発作の種類に応じて開発されている。またそればかりではなく、側頭葉が記憶に関係する機能をもっていることも、臨床的な経験や実験的な研究によって明らかにされてきた。

ここに用いられている方法は、生理学的な診断といい化学的な治療といい全く身体医学に共通の自然科学的方法であって、目的因は顔を出す余地がない。形成因、動力因とならんで、質料因の探求が直接に課題とされている。意識とか記憶などの精神活動の障害が症状ではあるけれども、麻痺や痙攣などの神経症状と同じレベルで取扱われているから、患者の主体性などはどこかにいってしまっている。ここでは神経病学と精神医学とは区別なく融合している。

上にのべた三症例に関連してあげられた三人の学者、S・フロイト、I・P・パブロフ、H・ジャクソンは、それぞれ精神医学の方法論に基礎的な貢献をした人たちである。これらの基礎の上に現在の精神医学が立てられ、それぞれの方法に立脚した治療がなされている。

精神医学自体の発展は、他の医学の諸分科と同様に、まず精神症状の記述、症候群の類型化、経過と転帰を含めた疾患単位の定立と分類学的な操作がすすめられて、現在の体系が出来上ったのだが、病名をつけ分類をすることは学問的活動の第一歩にすぎず、その原因をふまえて治療をするという臨床医学本来の目的のためには、精神病理（フロイト）、行動科学（パブロフ）、神経生理学（ジャクソン）の三つの基礎の上に柱を立てる必要があったのである。どれが欠けても精神医学は不完全なものとなる。本書の治療の部で、精神療法、生活療法、身体療法の三章がのべられるのは、それぞれの主軸が上記の三方法に立脚するためである。治療者がある患者に対して、状況に応じ時期に応じてこの三療法をいかに総合的に行うかという点に、精神科医療の意義がかけられている。

2　精神医学の診断の特色

臨床的な診療科名としては、精神科と神経科の間には種々な混乱がある。以前には精神科という と精神病者を専門に扱う科と見られて、患者が来にくいという実際的な理由から、神経科を標榜する医者もあったし、精神科は元来、神経科の基礎の上に立つべきものであるという意見から神経科を唱える人もいた。精神神経科という複合名も長く用いられてきたし、一方では内科の一分科として神経内科という名称も行なわれている。私は、各総合病院に精神科と神経科の二つがあることが一番すっきりしていると思うが、精神科にはとかく偏見がつきまとうのは残念なことである。

この章では精神科の独自性を示すために、神経科と対比して、その診断方法の特色をのべよう。神経症というような名称は、歴史的な意味があるから残しておいてもよいが、それが神経病学の対象ではなくて、精神医学の対象であることが、診断方法をみるとさらに明らかにされる。

一般に診断は、未知の状態にある患者から、どのようにして情報を得るかという手続きである。情報を得るための第一の手段は、観察や測定によって正常からの偏りを見いだすものであり、これはすべての診断の基礎的なやり方である。測定技術の進歩がこれを支えている〔図４ａ〕。聴診

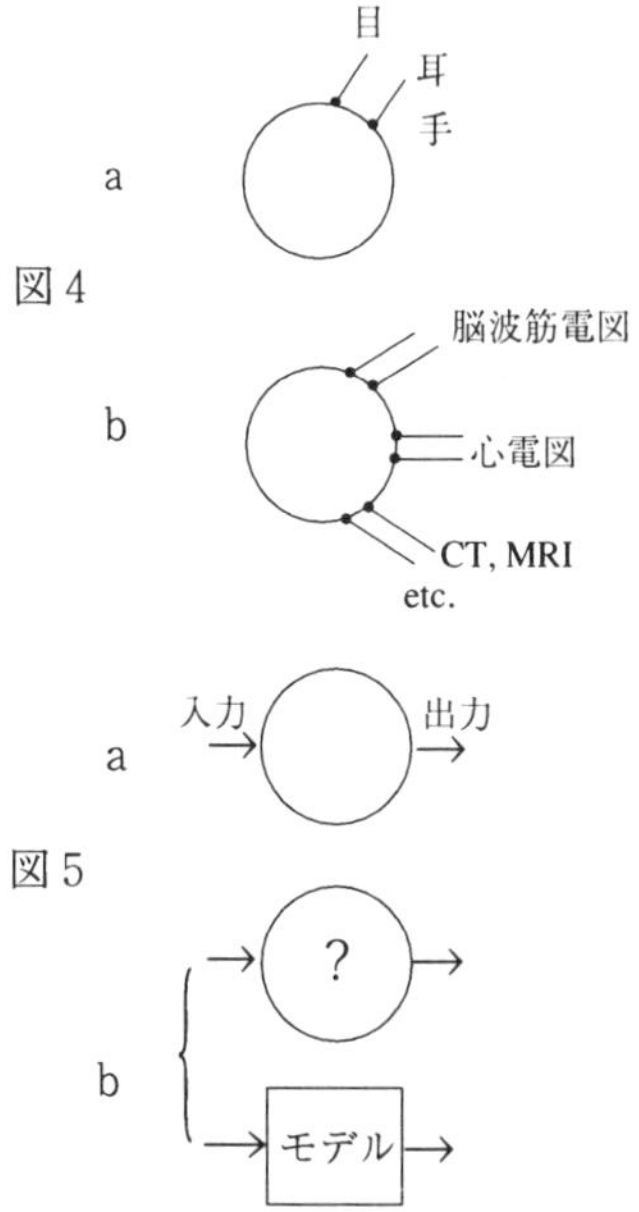

器が歴史的な意味をもっているのはこのためであって、私は医学生になって、これを買った時、はじめて医者に近づいたような思いがした。

神経学的な観測手段の現代的な見本は脳波検査であって、頭皮上からμv単位の電気的振動を把えて脳内の電気的活動の指標とする。てんかんの診断がこれによって飛躍的に進歩したことは前にのべた。それが今ではＣＴやＭＲＩの脳形態画像として、生きている人の脳を細かく目で見られるようになっている。

観測法は、同じ患者に対して多面的に応用されるとき、ポリグラフとよばれる〔図４ｂ〕。ＥＥＧ（脳波）、ＥＣＧ（心電図）、呼吸、ＥＭＧ（筋電図）などの多面的な身体情報を同時に患者から得ることによって、麻酔や手術の処置は円滑に行われるようになったし、また睡眠の研究はこれによって画期的に進展した。一様に寝ていると思われる夜の睡眠は、脳波でみるとさまざまの深さの動揺をくりかえしているもので、特にほぼ二時間おきぐらいに覚醒時とよく似た脳波パターンをもつレム睡眠相があらわれる。この時筋電図は消失し、眼球だけが速やかに動き、呼吸や脈搏は増加して、独特なポリグラフ所見を呈する。夢を見ているのは主にこの時期にあたることがほぼ確実と思われている。精神障害には睡眠の異常を伴うことが多いが、終夜睡眠のポリグラフ的検査は、その内容を詳しく調べることができるようにした。

情報獲得の第二の手段は、入力-出力法とでも呼ぶべきもので、その古典的な見本は打診法である。槌一本で膝の腱を叩くことが、脳から足の先までの運動神経の機能状態の情報を伝えてくれる〔図5 a〕。ある刺激（入力）を患者に与えてその反応（出力）をみることによって、病態の推測を行うのである。患者の足の裏を槌の柄でこすって足の趾がどのように動くかを調べる方法がある。前世紀末にフランスの神経学者ババンスキー（J. Babinski, 1857-1932）が見出した方法で、彼はこれによって、大脳から脊髄まで走っている第一次運動神経路に障害があるかないかを推定した。このように刺激の種類をうまくえらぶことによって、診断は著しく精細になる。

神経病学の発展は一時期専らブラック・ボックス探求のための入力-出力法の開発にかかっていたといってもよいくらいである。この方法の現代版は、脳波を用いた誘発電位法である。感覚刺激、例えば閃光や音を与えると、脳波上に反応としての電位のふれが生ずるが、これは波動である脳波に重なってしまい普通には見出しにくい。そこで刺激を反復しながら、刺激時点にあわせて脳波をコンピュータで加算すると、雑音としての脳波は互いに打消し合って、信号としての誘発電位だけが見られるようになる。

難聴か聾の幼児で、聞えているのかいないのかわからないような時、誘発電位法を使うと聴覚系路の異常個所を知ることができる。また反復した課題を与えた時の脳波を加算して、事象関連電位（ＥＲＰ）を得ることができる。これで患者の脳の働きの異常がわかる（Ｐ.225）。

神経系は電気的な調節・統合系で、化学的な調節・統合系である内分泌系、免疫系と並んで、生体機能の維持にあたっている。調節・統合系では、その一部の障害は全体の系に影響を及ぼすので、現象は多面的となる。そこで障害の主役をなす異常をつきとめるためには、適当な入力を見出す必要がある。神経病学の診断は、推理小説の犯人探しに非常によく似ている。うまく手がかりを見つけた人は名探偵で、一般の刑事諸氏はそれを教わる。神経病診断の重要な手がかりには、大概発見者の名前がついているから面白い。例えばババンスキー反射というようなものである。これに反して、精神医学には人の名のついた診断法は全くといってよいくらいない。精神医学の診断は心理小説のようなもので、ここには名探偵の活躍する余地があまりない。

入力-出力法の変法にモデル法がある〔図５ｂ〕。未知の系を解析するためには、壊して中を調べるのも一案だが、分解してしまったのでは調節・統合系としての特質が失われる。そこであるモデルを考え、未知の系に対するのと同じ入力を与えた場合に、同じ出力が得られるならば、このモデルは未知の系をシミュレートしうることになる。

動物実験は一つのモデルであり、神経系の電算機モデルもその一つである。

以上二つの手段は、神経病学、広くは自然科学的医学のすべてに通ずる基本的な診断法であって、精神医学にもこのことは適用される。しかし、精神医学にはさらにもう一つの診断的側面があることを強調しなければならない。

精神科医は患者から情報をうけるとともに、患者に働きかける。医師と患者は相互に入力と出力を交換し、ここに医師と患者の間に閉鎖系が成立する〔図6a〕。精神科では医師の診察という言葉のほかに、相互交渉的な面接 interview や相談という言葉が広く用いられているのは深い意味のあることである。診断ははじめから治療と結びついて進行する。たよるすべもなく途方にくれている時、「どうしたのですか」と聞いて貰えたら。それはすでに安堵の種になるであろう。

精神科の面接では、Aの医師の与えた刺激はAのものであって、同じ刺激を与えたつもりでもB医師のとは異なる。「どうしたのですか」という問いが訊問と受けとられたら、安堵どころか余計に不安をかき立てられる。従って患者が医師に与える情報も、対Aと対Bでは異なるはずである。こうしてAの患者に対する理解は、Bの患者に対する理解と異なるとこ

図6
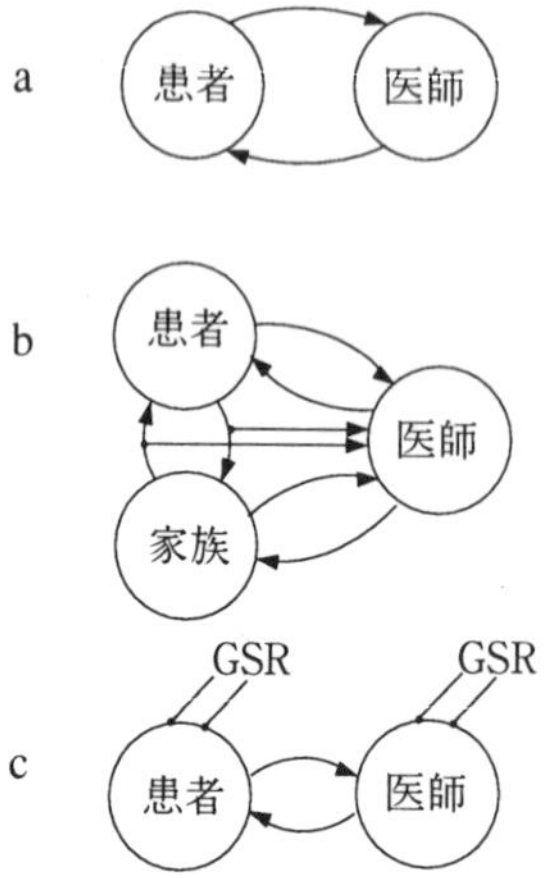

図7
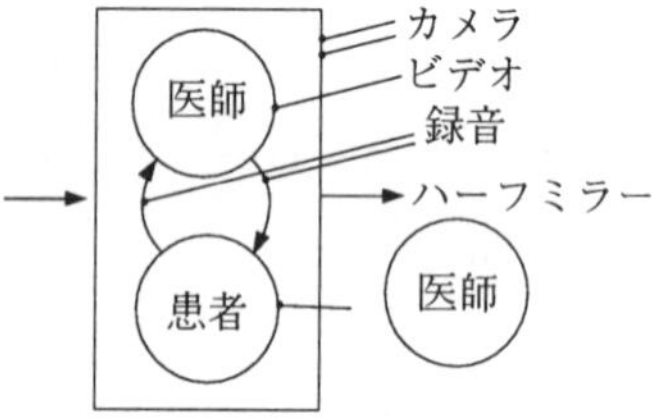

ろになって、医師の判断は主観性を脱却することがむずかしい。

神経病学では、それとは違って、医師の患者に与える入力には客観性がある。ババンスキー反射は誰が与えてもよい。機械化することだって可能である。つまり開放的である。

患者と医師の関係は、家族や付き添いなどが介入することによってさらに複雑となる。他人の前では話せないことも、二人だけだと話せることがあるし、逆にまた、二人だけだと奇麗事に語られていた家族内関係が、親子と医師の家族面接では、火花を散らす緊張関係にあることをあらわすこともある。〔図6b〕。

患者の反応はまた面接の場の状況によって微妙に影響される。面と向き合って話をするのと、互いに並んで話し合うのとでさえ相手の応答はちがう。私は話の進み具合によって、身を乗り出したり、少し離れてくつろいだり、斜に座ったりしてみる。フロイトが精神分析の際に、患者を長椅子にくつろがせ、後に座って話をきくという手をつかうのも、状況設定に配慮するからである。

ことは診察室だけに限らない。診察室では何も語らなかった患者が、外の作業室で一緒に仕事しながら話しながら話しかけると、わりに抵抗なく話に応じてくれるのはまれなことではない。

精神医学的面接が閉鎖系の上になり立っているので客観性を得がたいという事情は、精神医学の中にいろいろな学派を生みだす一つの理由となっている。記述的・分類学的な体系はほぼ国際的な共通性をもちうるが、一旦理論的な体系化を試みようとすると、見解の相違があらわになってくる。

例えばフロイトの精神分析は、そのはじめの形のままでは精神科医に受けとられることが少ない。

彼は超自我、自我、エス・モデルとして知られる理論によって神経症者の理解を深めたが、精神病者や子供にまでその対象をひろげると、モデルの妥当性があやしくなってくる。同じく力動的精神病理の立場をとる人でも、体験の内容やそれから構成されるリビドーの物語よりも、医師と患者の対人関係そのものの解析に重点をうつし、両者間の感情的な転移や面接時の患者の心理的な抵抗のあり方を、当人の対人関係特に家族内の人間関係のパターンの再現として取扱うようになってくる。

対人交渉のあり方、情報伝達の形式の解析、面接やその他の場面における行動の観測などは、精神医学の診断に客観性を導入しようとする努力のあらわれであるが、さらに生理的な指標、例えば皮膚電気反射（GSR）などを患者と治療者から同時に記録して、交渉のあり方を身体的反応の面からとらえようとする試みもある。対人関係の生理学 interpersonal physiology といわれる方法である〔図6c〕。

精神障害の診断を診察室場面で果そうという意図はそれなりの正当性をもっているけれども、それに限らなければならないという理由はない。精神障害は家族や職場や集団の中の行動として最もあらわに表現されるものであり、また孤独な自由な行動の中にかえって特徴的に認められることがある。総じて日常生活の場面と時の流れの中で行動診断がなされるならば、それは診察室で得られない情報を与えてくれる可能性がある。

精神病理学が患者を内面の意識から出発して言葉を通じて理解しようとするのに対して、行動学的接近は患者の外面から行動を通じて理解しようとする。特にある個人（体）の行動を環境の側の変数の関数としてとらえようとするならば、生態学的な観点と接触するようになる。

もともと精神障害者の行動を外から把握しようという考えは、精神医学のもっとも初期に行なわれた方法である。これが可能ならば、精神障害を客観的に規定することになり、自然科学的医学との間に橋をかけることが実現する。私は、精神医学と身体医学の間の距離をうずめる重要な道として、行動学的診断を高める必要があると考えている。〔図7〕はそれを図示したものである。

行動科学的接近については、言葉の問題をのべた後に論じる。

3　情報の記述、評価と計量、発見的（開発的）な概念

精神医学の診断や治療は言葉を通じてなされることが多い。身体医学では、言語的情報は客観的正確さに欠けるものとして、例えば「太っている」の代わりに体重八〇kgなど、できるだけ計量化できる指標を求める努力が払われるが、「悲しい」「こわい」などの主観的体験は心の質的な内容を記述する言葉なしには捉えようがない。身体医学を主に学んでいる医学生には、精神医学が言葉の学問のように見えて、異質の印象を与えるらしい。

私の診療カルテには、相手と私の問答のさわりの部分が「……」と〈……〉とに分けて早書きの口語文で記され、時には（明るい表情）とか（そっけない）（涙）などの、ある水準の客観性をもつ行動の記載が（……）と別のカッコづきで書かれている。もちろん脈拍、血圧、その他の内科的なデータの数値もつけられているが、幻覚、妄想のような精神症状の記述用語はあまり書いてない。問答だけでも必要に応じていつでも術語化できる内容を含んでいるからである。横文字も原則的には使われない。相手に見せてくれと言われれば、いつでも見せられるが、個人的なメモにも似ている。

それが内科や神経科のカルテになると、圧倒的なのはテスト成績、血液、尿などの検査成績の数字列と心電図、筋電図、脳波その他の図表、診断用の画像と横文字の医学用語の羅列である。これを無味乾燥と嘆いてはいけない。その中にはプロの目から見れば、病状、病理、病因があらわになっている。ここには病気についての客観化、一般化の意図が行き届いているが、その代わりに個性、人間性を表わす記述は悲しいほどに失われてしまっている。

このようなわけで、精神医学とくに精神病理学の分野には、昔から記述がことの他重んじられた。精神症状を精密で厳正な用語で記載することが基礎的な要件であり、精神科医の修行の第一歩であり、その理解も説明も記述の基礎の上に、疾患概念や診断として築かれていた。ある知能の高い初期統合失調症の青年が自分の神秘的で霊感に満ちた体験を語った時、〈貴君の経験に一番相応しい言葉は何でしょう〉という私の質問に対して、彼は少し考えて「超越的」と答えた。独特な意味合いをもつこの言葉は、それを「非現実的思考」とか「状況意味の失認」とかの否定語に言い換えることを受け付けなかった。

土居健郎氏が「甘え」の言葉から出発して日本人の心性の特色を論じ、ひいてそれがさまざまの精神病理の成り立ちにかかわることを明らかにしたことは良く知られている。近頃、土居氏は「日常語の精神医学」の必要を説いているが、私もその主旨に賛同している一人である。精神医学は言葉に依存することが大きい以上、それぞれの国の文化的背景から離れられない。西欧的な心理解釈で理屈の目立つ精神分析が、我が国に入り難かったことも文化的な特色によるためであろう。

しかし医学用語は当然のことながら世界共通の内容を持つことが望ましい。そのためには異なる言語の精神医学の間においても、診断や分類の用語は、記述の内容を相互に比較できるような評価の手続きにたよる必要がある。それには質的なカテゴリーをなるべく量的なディメンジョンに置きかえ、質の内容を下位因子に分割し、その組み合わせの程度に応じて段階的に評価するとわかりやすい。精神・心理現象ではいつもこの操作ができるとは限らないが、計量化は何よりも比較の検定、仮説の検証の上で、記述をこえるやり方であるからには、実証的科学の方法に近づきたいものである。

ところが精神医学は、どうしても言葉に頼らなければならない本質的な領域を持っている。そこでは自明で直観的な言葉（概念）が巾を利かせている。上にのべた超越や非現実などの言葉もその例である。日常語の「甘え」もその一つで、原初的な対象関係のあり方を示すので有用であった。

一方で、精神医学にとって基本的なはずの「精神病」という言葉に、誰もが納得できる定義がないといったら、読者は不審に思われるに違いない。だが精神病者には人々相互の間で自明とされることが通じ合わない場合がおこるので周りが気づくのである。ただそれがどうしておこるのかが判らない。そこで認められる幻覚や妄想のような症状もその部分現象である。誰でも答えを一応心得ていてしかも正体の判らない問題には名前をつけて、逆向きに解いてゆく方法を発見（開発的）推理とよぶが、精神医学にはこのような仕方で作られた概念が少なからずあって、この推理の中でも分解し計量し比較する還元的方法が併用される。

計量は、心理学方面に長い歴史をもっている。知能検査にはじまり、各種の性格テストが作られ、いろいろな部分機能、例えば知覚、記憶、計算、判断などの機能検査が、またそれを組にしたテスト・バッテリーが考案されて、神経心理学への道を拓いてきた。それは近年発展した認知・行動心理学や神経生理学と結びついて、反応速度、注意、過敏性、覚醒度などの基礎的機能はもとより、認知の諸階梯とミクロ・マクロの諸行動と統合機能までの解析を可能にした。それは脳画像のイメージング技術の進歩とあいまって、精神障害の脳内機能の計量的解析を一気に推し進めた。

今や精神医学の研究は、評価尺度による判定や客観的な計量化なしでは、科学的な基礎をもたないかのように見られるほどである。特に臨床面では、薬物療法の登場によって治療効果の判定が迫られ、また治療計画や症状の時間的経過の判定には、評価と診断に計量化が欠かせないものとなっている。症状評価尺度は状況に応じて数多く作られたし、生活障害評価尺度もリハビリテーションのいろいろな段階で利用されている。しかしそれらのデータを列挙しただけでは、患者の輪郭は浮かびあがっても魂は籠らない思いがする。生きた個人の姿があらわれるためには、患者と治療者の相互理解にもとづいた、面接者による患者の体験の記述が欲しい。

4　精神医学における言葉の問題

言語学には、言葉のコミュニケーションの媒体としてのあり方を問題とする語用論、象徴としての機能を論ずる意味論、論理と問題処理機能を調べる構文論がある。簡単にいえば、語用論は言葉の使い方、意味論は言葉が何を表すかを、構文論は言葉をどのように作るかを論ずることになる。どれもが自分と世界との関係、その構造につながっている。

書きあらわせば同じ言葉でも、話し言葉は抑揚やテンポや音調によって含まれる情報は語用論的にさまざまである。最も単純な「わからない」という一言にも、本当にわからない場合と、わかっていてもいいたくない場合とがある。

井村恒郎氏らは「こっちにいらっしゃい」という一言を幾通りにも言いわけて録音したテープを刺激に用い音調テストというのを行なっている。この言葉が好意的な誘いであるのか、怒りを含んだ叱責であるのか、命令であるのか、それともあいまいな儀礼的呼びかけ、皮肉など、いずれと受取られるかを調べるものである。伝達される言葉の内容は一つでも、受取られる感情的情報は、統合失調症者やその家族には著しい偏りがあることが、このようなテストによって示されている。

また、井村氏らは、面接状況を、直接に観察して得られる対人関係やコミュニケーションのあり方をビデオ化した後、要素に分解して調べるという方法をつかって研究した。音を消して表情や挙動のみから判断した場合、録音された会話、さらにそれを書きおこして文章としたものは、それぞれに異なる情報レベルを示すが、それらは互いに著しく食い違うことがあることが明らかにされている。

言語的情報と非言語的情報の協和、不協和は、コミュニケーションの病理を解析するのに有力な手がかりとなる。健康人の多くは、顔で笑って心で泣いて、心にもないお世辞をいうことも可能である。しかしこの不協和が凝固した姿で続くならば、感情と意志の分裂という型にはまったものになろう。

意味論や構文論的な診断も、日常の臨床や心理テストに用いられているところである。例えば諺の意味を聞いたり、単語を与えて文章をつくらせたりするのがその最も単純な例である。「花より団子」とはどういう意味かという問いに対して「花より団子の方がおいしい」とか、「花は綺麗だけど団子は食べられる」と答えたり、「猫に小判とは?」ときかれて「猫にかつおぶし」と答えたりする人がある。これを「ぬかに釘」とは「手ごたえのないこと」とか「のれんに腕おしともいいますね」と答える人とくらべていただきたい。前者は諺の抽象的な意味を理解せず、具体的な物や言葉にとらわれていることが明らかである。比喩、隠喩、寓話の理解は一般知能の水準を必要とすると共に、何よりも言葉の抽象や操作を前提とするものである。

ある患者は、「よしの髄から天井をのぞく」の意味は?と聞かれて「風にそよぐあし」と答えた。さらに「その心は」と問われると「パスカル」と答えた。この人はもとある大銀行の社員で、今も教養は十分に高い。しかし、よし→あし→パスカルと続く彼の連想はたくまずして管見の標本を示すことになった。もっとも、視野が狭ければ動揺しやすいし、さらに頼りない心情までを示唆したのだとすれば見事な御名答だということにもなる。

「川、子供、ボール」の三つの言葉を使って短い文章を作りなさいといわれたある商店主は、「川が流れていて、子供がやってきて、ボール遊びをしている」と答えた。「子供が川にボールを落しました」という文章とくらべていただきたい。立派な大人が、こんな簡単な統合機能もうまくいかなくなる場合がある。当時彼は自分の店の経営の近代化を企てていて失敗し、混乱状態に陥ったのであったが、私はもう少したって考えがまとまるようになってから対策を考えたほうが良いと忠告した。

言葉がどのように大きな情報源であり、繊細で敏感な診断の道具になりうるかを、次に実例を用いて示したいと思う。

ここに三人の患者ののべた短い一句がある。(1)「私は太陽」(2)「あなたは私の太陽」(3)「太陽はおれのもの」。私どもはこれらの一言から患者の精神状態をさまざまに推測することができる。

「私は太陽」から推測される精神状態には、高揚した気分、満ちあふれた自信、途方もない誇大観念、誇張された詩的表現など、さまざまのものがある。これらの可能性の中から何が真実かを知るために、さらに「なぜ」と聞くと、「太陽はひとりぽっち」というのが第二のヒントであった。「私はひとりぽっち」ゆえに「私は太陽」であった。

ここに見られる論理は、AはBである。CはBである。ゆえにAはCである、という形式で、述語を同じくする主語は相等しいと置かれている。あるいは、「太陽」と言う言葉は、彼の自閉的な使用法では「ひとりぽっち」と等価におかれている。

「私は聖徳太子」といった患者があった。聖徳太子は七人の訴えを一時に聞くことができ、この患者は七人の幻聴をきいたからである。

このような論理は夢に頻発する。誰かが追いつめられていると思う間に、自分が追いつめられており、主語の融合がおこっている。またこの論理は象徴詩や縁起、迷信、語呂合せなどに頻発する。

しかし現実の世界で面接の状況にこの論理があらわれると、意味論的にも構文論的にも独特な異常を考えないわけにはいかない。教授との面接で「自分は寅年だから虎の門病院に勤めたい」とのべた研修医は、非現実思考とか前論理思考とかよばれる形式の統合失調症によく見られる症状を示したのである。

「あなたは私の太陽」から推測される精神状態は、恋人に対する愛情、高揚した気分、見えすいたお世辞、きざな厚かましさなどであるが、この第二ヒントは「あなたはすばらしい」であった。「太陽はすばらしい」、「あなたは私の太陽」である。すばらしいと感じているのはどちらも私であって、ここには「私は太陽」に見いだされる主語の混同のような論理の破綻はない。爽快なふくれ上る感情からでた率直で大げさな比喩的表現である。これは躁病の若者が看護婦にささげた「オー・ソレ・ミオ」である。

「太陽はおれのもの」というのは、実はその前の「病院は俺のもの」、「日本は俺のもの」というせりふに続く言葉であった。「病院は俺のものだぞ」に対して、「うそをつけ」という私の挑発に対して、日本、太陽と話がはずんだまでのことである。この荒唐無稽な誇大さ、挑発に乗りやすい軽率さは、知的水準の低下と抑制の減退を意味している。この言葉は、進行麻痺（梅毒性脳炎）の患者から聞いた例である。

これらの話は奇想天外のようで、実は全く型にはまっている。そしてこの型にはまったところが実は思考の自由さの失われた姿であり、病気の病気たるゆえんなのである。

言葉が体験の伝え役であることは、あまりに日常的な出来事なので、私共は言葉に頼ることの落し穴を忘れがちになる。

もし十分に精神異常の知識をもっている人が、何らかの動機で、例えば刑罰を免れるために、病的な体験を語ったとしたら、それを作為（詐病）と見破ることができるであろうか。もちろん医者はだまされないだけの十分に鋭い目をもっているべきであろうが、佯狂者の方も十分に狡智にたけている可能性だってある。実際にはどちらの側にも欠陥があるから、一度は化けおおせても大概はばれてしまう。しかし、理論的には、語られた体験を信用するよりも否定することの方がはるかに難しい。精神科医にとって幸いなことには、精神病者の大部分が正常人よりも概して正直な人たちなので、失敗を免れているにすぎないというのが実情であろう。

体験を聞くことなしに（言葉なしに）、行動上の特性だけから、精神病を診断することが出来るかどうかは、臨床的にも理論上にも重要な問題である。精神病理学は主として言葉を通じて患者を内から理解しようとするのに対して、行動病理学は行動を通じて患者を外から理解しようとする。しかし、言葉の本質は形式にあるのではなくて、その意味にあるのだとしたら、しかも精神医学が精神病を診断するためにあるのではなくて、精神病者を理解し治療するためにあるのだとしたら、言葉のない精神医学は存在することが難しい。ここに行動科学的接近の限界がある。

さらにしかし、精神医学は言葉のない患者たちのためにも存在する。体験を語ることのない患者や、小児自閉症や重度知的障害の子供たちのために、また言葉を用いることによっておこされる過誤を防ぐために、言葉を用いないで相手を理解する方法が築かれなければならない。

その中に、いろいろな描画や玩具、箱庭などの小道具を用いてなされる表現法と呼ばれる方法がある。「家・木・人」法や「風景モンタージュ」法などとともに、「バウム・テスト」という簡単な描画法がある。ただ「実のなる木を描いてください」と言っただけで、各人に描いてもらった絵は、その内容の伝える精神障害の情報は驚くほどに多様でまた微妙なものであり、臨床への応用が広い。「コトバ」と「カタチ」は一緒にして、表象とまとめられることもある。

5　行動科学的接近

精神医学がその揺籃期に異常行動の記載からはじまったことはうなずけることである。今でも多くの人は精神病者というと奇怪な行動や荒々しい興奮を思いうかべるのではないだろうか。それとも人並はずれた行動や荒々しい行動化の中に自己を確認したいという欲求の強い今の若者には、日常性に埋没することの方が恐れられるのだろうか。実際には、日常性の中にこそ重要な異常性は見出されると、私は考える。

いずれにせよ、精神障害者の個々の特徴ある行動パターンは、初期の精神科医にとってまず関心の的となった。緊張病、カタレプシー、拒絶症、衒奇症などの述語は精神医学の中でもっとも古い歴史をもつ言葉である。これらは、神経系の損傷によるものでなく精神症状としての異常であるというので、精神運動性症状とよばれるようになり、ついで言葉を通じて患者の体験を明らかにすることが精神科医の主な関心となってからは、行動の側面から精神障害を研究しようとするアプローチは、むしろかえりみられなくなった。

最近になって、精神医学で行動科学への関心がよみがえったのは、多方面からの要請にもとづいている。一つには、小児の精神障害に対する関心の高まり、次に病院や社会の中での生活行動が研究や治療やリハビリテーションの対象となったこと、さらに向精神薬の登場によって実験行動薬理学が動物までも含めて行動の研究を促進したこと、最後に精神医学の領域の外で、行動科学が多くの関心をもたれるようになったことなどがあげられよう。

小児では、成人の精神障害の分類はそのままでは通用しない。神経症、精神病の別は明らかでないし、第一、発達の過程における行動面の困難を、固定的に正常と異常とに区別するのはあまり意味がない。ここでは精神障害というより行動障害と呼ぶ方がふさわしく、診断分類のＩＣＤやＤＳＭでも小児期や青年期に発する行動および情緒の障害は成人とは別に扱われている。

発達期を通じて小児の行動を研究することが、青年以後の精神生活の理解に貢献することははかり知れない。人格の形成に及ぼす遺伝と環境の役割も、小児の行動の長期観察によって教えられることが多いことはすでにのべた。神経症や統合失調症の発病に小児期の生活史がどれだけの意味をもつかという問題も、これまでのように発病した後から昔にさかのぼって解釈するのでなく、小児期の行動特性にもとづいて、将来を予測する研究によって裏づけるのでないと、本当の実証性をもった知識とはならない。

病院や社会における患者の生活行動が重要性をもってきたのは、治療の目標を社会内の適応と自立性という具体的な方針にしぼってからのことである。患者の行動特性をはっきりつかんで、それに応じた指導を行なうことが要請されるからである。グループ内の仲間との交渉のもち方、場面に応じた行動の変化など、他人や状況とのかかわり方から行動の特性をみることが必要となってきた。

これと同時に、ある時点の個人の特異な行動パターンに向けられていた関心が、むしろそれ以外の日常行動、あるいはいわゆる自由時間における行動のあり方に移されたともいえる。

一般に日常生活は「何事もなく今日もすぎた」「無事息災」「お変わりなくて何より」というように、情報が何もないことをもって見かけ上の特徴とする。「昨日またかくてありけり、明日もまたかくてありなん」というような定常状態の予測の成り立つ状況である。一日の行動のデータをカードに書き込んで、このカードをトランプのように無作為に切ってしまっても、このデータの価値はあまり変わらない。しかしそのうち、ある日突然に日常的でないことがおこる。しかし、精神障害や問題行動などが突然におこるように見えても、それにつながりのあることが日常のデータとして捉えられているところに科学の特徴がある。私たちはそれによって予測もし、予防的な対策も立てられるからである。問題は日常生活の中から必要な情報をどのようにして取り出すかということにかかっている。

行動観察の方法論は、行動のすべてを残りなく記載することが不可能である以上、目的に応じて何を抽出し、何を無視するかの問題であるといってよい。

まず、私共は相手の行動を観測して予測を立てるのに、最も大まかな目安としては、相手が動いているかじっとしているかに注目する。敵の動静とか、政界の黒幕の動静とかいう言葉があるように、何をするか、何を考えているかわからない相手には、動と静のあり方をもって行動の第一次近似とする。行動がおよそ見当のつく相手に対しては、私共は決して動静という言葉を使わないから妙である。

私と平尾武久氏は、この方法を動静法と名づけ、これを用いて日常生活のいくつかの場面で、行動特性に関するどのような情報が得られるかを調べてみた。動静法では空間と時間の座標系だけで行動をはかるのであるから、個々の動作内容は全く無視されていて、個体はいわば質点の運動として観測されることになる。これでは行動情報を大幅にカットしたことになるが、一方、行動は客観的に数量化され、人間にも動物にも同じ方法が使えるという利点がある。

人間は限られた空間で働くこともあれば、広い空間を自由に動き廻ることもある。人間は今や宇宙空間を飛び歩けるようになったが、月に往って帰るアポロの道が細いパイプのように限定されていることは皮肉である。あれでは身動きのできない満員電車の中と同様に、個人の行動特性を示すゆとりがない。動静を云々できるのはせいぜい宇宙船の中だけであろう。

行動測定の技術面からいうと、相手がある程度限られた空間の中で動いてくれると都合がよい。測定は個体がその空間の中で占める位置と、移動についてなされる。位置の頻度分布の高低がつくり出す図柄と移動の大きさと方向から個体の行動特性が大まかに示される。集合のつくられる場はそれが何であってもよい。例えば病棟、教室、集会ホールなどで、頻度分布が測られるだけ十分にくり返されるならば、情報が与えられる。

ある教室で学生の座席のとり方を測ったことがあった。ある学生は教授の位置からも、他の学生の集団からも最も遠い位置に固着的に自分の座席をつくっていた。彼がその位置をなぜえらんだのかは問わないが、彼はその当時、被害妄想にとらわれていて、周囲に対して警戒心をもっていたことが後になって判った。

また精神病で入院している患者の合唱指導の場合に、積極的に歌をうたう人たちは、指揮者の位置に近い席か最も遠い席にいる人たちであり、その移動は少なかった。つまり、席がおよそきまっていた。一方、中間にいる人たちの座席は浮動的でしかも歌に参加することが最も少なかった。この人たちは重症の状態にあり、病状が軽快すると中央の浮草のような群から離れて、前か後に出て行くことが判った。

精神病院の病棟で自分の部屋やテレビ室などですごすことの多い人の他に、廊下のような元来移動のための場所にいる時間が相対的に多い人たちがある。孤立的で対人交渉の少ない人が自分の場所をもたずに浮動的であるのは、人をさけて固定的な巣をつくるのと同様に、十分おこりやすいことであろう。

このように位置と移動の測定だけからでも、その人の行動特性はある程度までさぐれるものである。一般に、ある人が他の人を好きになった場合、近づく頻度が多くなることはありうることだし、好きでも近づきえない状態になったとしたら、むしろ離れることの方が多くなるだろう。「近づき」とか「身をひく」とかいうような行動用語がそのまま対人関係をあらわす言葉になっていることは深い意味をもっている。

位置と移動がきちんと定められているような窮屈な状況でも、その中である程度の自由裁量が許されるならば、長い間にはやはり個性があらわれてしまう。きめられたルートを通って一〇ヵ所のチェック・ポイントをもつ夜警の巡視状況のデータから、夜警の行動特性を抽出した平尾氏らの報告はそうした例であった。これは前述の二次元平面空間での行動より単純で、一次元空間内の行動だから、数量的処理の原型としてのべておこう。

この場合、測定は時間であって、一回の巡視に要する時間Tと、各チェック・ポイントの間に使われる時間$t_1 \dots t_{10}$がその基礎となる。これは巡視時計に記録されているから、資料は容易にえられるt_n/T（nは$1 \dots 10$）は少数で、各区間にふりあてられる確率と見なされるからP_nとすると、その確率分布の指標として、$-P_n\log_2 P_n$をとると$\sum_{n=1}^{10} -P_n\log_2 P_n$は各区間に平等の時間をふりあてた時に最大となり、ある区間で長く時間を使うほど小さくなる。つまり、巡視の仕方にどれだけむらがあるかをこの指標で測れることになる。何年にもわたってこの指標の変動を調べると、当人の行動特性の一面がひいては勤務ぶりがわかるのは当然であろう。

この場合Tは急げば急ぐほど小さくなるから、二次元空間での移動量の逆数に相当し、t_n/Tは位置に相応する数であることがわかる。$-P_n\log_2 P_n$はエントロピーとよばれる情報量であり、座席の場合にも計算することができる。この方法は応用の広いものであって、次の例にも適用される。

浜田晋氏は、統合失調症患者に円陣をつくらせて、バレーボールの球を自由に送らせ、その球が誰から誰に送られたかを一〇〇球まで記録して、球おくりの分配され方を測定した。球を受け投げるという行動は、対人交渉の原型のようなもので、会話の際に「会話ボールを落すな」というようなたとえが成り立つことからも了解されるであろう。

さて、普通にはn人の円陣でサークル・パスをしてN回球が投げられ受けられると、各人はおよそN/n回ずつ球を手にする。皆に平均して球を廻そうという一応の了解があって、球が多くいった人は避けられ、球の少ない人のところへは集まり、平均して過不足なしということになる。これがなされるためには、n人を見渡せること、誰に球がいったかを覚えていること——漠然とでも——が必要となる。働き記憶の一例である。

さて、実際に球送りをしてみると、nが七、八人ぐらいまではこのことは実現されるが、nが一〇人以上になると、必ず球の来かたの少ない人が出来てしまう。球の配分が平均化されず歪みが生ずるのである。別の表現をとると、球が手を離れてからまた戻ってくるまでに何人の手をへたかという数、再帰回数の分布をとると、その極大はnが八ぐらいまではnと一致して増加するが、一〇をこえると極大は七、八ぐらいで頭打ちになってしまう。心理学者のミラー（G. A. Miller）は「魔法の数7±2、われわれの情報処理能力の限界」という論文を書いた。彼は、同時弁別や即時記憶やその他多くの例について私共の情報把握の容量が七の周辺にあることを示した。また、会議が円滑に進行するためには、人数は一〇人足らずがよいことは経験的によく知られている。球おくりのような行動にも、その配分に七附近で頭打ちの現象が認められることは、一見単純なこの行動に情報授受——コミュニケーション——の基本的な原則が支配していることを意味している。

浜田氏が古い統合失調症者のグループに球おくりをさせた結果では、球が均等に廻るのは五人ぐらいまでであって、それ以上になると球の配分が歪んでしまうことが示された。また、再帰回数の分布をとると、nに合せて極大が増える代りに二が最大になって、後は減衰するばかりという結果になった。二が最大とは二人の間でやりとりが行なわれることが一番多いという意味である。浜田氏はこれをエコーとよんだ。慢性患者では情報容量の減少があることを、この球おくりほど端的に示した例はない。

以上の成績は正常人、患者を群として取扱った場合であるが、平尾氏らによれば、群の中の個人を見ても患者にはきわ立った特徴がある。a_{ij}をiがjに投げた球数、b_{ij}をiがjから受けた球数とする。$\sum_{j=1}^{n} a_{ij}$ $(i \neq j)$ はiの投げた球数で、受けた球数$\sum_{j=1}^{n} b_{ij}$ $(i \neq j)$ とひとしく、それをNとすれば、$\frac{a_{ij}}{N}=p_{ij}.$ $\frac{b_{ij}}{N}=q_{ij}$ は、iのjに対する投げと受けの確率となり、$-\sum_{j=1}^{n} p_{ij}\log_2 p_{ij}.$ $-\sum_{j=1}^{n} q_{ij}\log_2 q_{ij}$ $(i \neq j)$ は投げと受けのエントロピーとなる。正常人ではこの両者はほぼ等しい値をとる。ところが、患者では、投げと受けのエントロピーが異なっていることが普通である。この所見が統合失調症一般に通用するかどうかはまだわからないが、受けと投げのエントロピーに差異があることは、球の授受の間に、いいかえると情報の伝達の間に食違いが生じていることを物語るものであって、私には特に重要なことのように思われる。なぜならば、知的障害者の球送りでは、受けや投げの分布にやはり偏りが見られるにもかかわらず、両者のエントロピーはほぼ同じであって、統合失調症者のような食違いはない。慢性患者が見かけ上、呆けていても、また知的障害者と似た行動をとったとしても、その内容は質的に異なっていることを数量的に示したものであるといえよう。

一般に行動は、「いつ・どこで・誰が・誰々と・何を・どうしたか」という形で問われる。新聞記事の基本的な項目といわれるものである。動静法は「誰々と」の以下を一定にして、二つの未知数「いつ・どこで」から「誰が」の特性を調べるものである。一方、球おくりは、——また一般にソシオメトリーとよばれる対人交渉の計測は、——「誰々と・どうしたか」を未知数に、他を一定にして、「誰が」の内容を調べるものである。これらの場合に「誰が」は、いわば質点として取扱われていて、誰かをとりまく環境の側から測られている。この意味では生態学的な方法ともいえる。

行動の研究は、一般には、「何を・どうしたか」という点からはじめられるのが普通である。私が動静法から話をおこしたのは、「何を・どうするか」見当もつかない相手を知ろうとすることが精神医学にとって、より根本的な問い方だと思ったからである。次に「何を・どうするか」の問題を取上げることにしよう。これを限定された意味で動作と呼ぶ。

統合失調症の患者は一般に野球が下手である。守備に立つ時、打たれた球が正面に来ればうまくとれる人でも、守備範囲は狭くてたやすく後逸するし、仲間をカバーするというような協同動作が拙劣である。攻撃に廻ると、選球してよく打てる人が、塁に出るとぼさっと立っていてよく刺されてしまう。統合失調症者の盗塁はおよそまれな出来事である。ゲーム運びの全体を見渡して予測行動をとることが難しく、目前の狭い得失にこだわる。精神的視野の狭窄は球おくりに見られた情報容量の減少に相当し、またひろく生活態度のゆとりのなさに通じる。

行動パターンの固着性はその極端な場合に常同行為となり、転換の可能性の減少は行動レパートリーの貧困という結果を生む。正常人の特徴である行動の豊かな可変性を失った患者では、動物行動学者のエソロジー（行動学、習性学）の方法が適用されるほどになる。行動パターンの研究は小児の行動発達について特に重要な課題であった。ここでは細目に入ることを避け、ただ一つ笑いの応答を取上げよう。乳児の笑いははじめ対象のない生得的な表情運動として、目の見えない時期にすでにあらわれる。生後三ヵ月頃、母親の顔を見て笑いかけるようになる。スピッツ（R. Spitz, 1887-1974）によると、赤児の笑いをひきおこす刺激は二つの目と鼻があればよく、画に書いたものでもよい。しかもそれが動かされることが必要であるという。こうして自分と相手（母）の区別が生まれる。ここで用いられる方法は全くエソロジーのやり方である。

いうまでもなく、何か行動がおこされる時、関心とか注意とか、賦活（arousal）とかよばれる現象があらわれる。脳波の変化、筋肉の運動現象および自律系の反応（血管の収縮・拡張、脈搏、呼吸、ＧＳＲなど）を伴うこの現象は、定位反応（orienting response）と名付けられている。定位反応が見られる時、私どもはその人が関心をもつことを知り、それを手がかりにして関係をとり結ぶことができる。［症例20］の自閉症児（P．153）になされた条件づけ療法はその一例である。

この例のような体系づけられた方法でなくても、日常の治療は定位反応的なきっかけから出発することが多いものである。対人接触を失った慢性患者の生活療法にはこのことは特に重要である。精神療法家セシュエの少女ルネの場合にも――『ある統合失調症少女の手記』という本が邦訳されている――、少女の関心をもつ出来事から話がはじまった。

〔症例22〕医者には誰でも忘れ難い患者というものがあるが、K・Mさんは私にとってその一人だった。五〇年前、私が精神病院の慢性病棟の廊下で患者たちと冗談をいってふざけていた時、自分の背後でくっくっとかすかな含み笑いを聞いた。私はそれが自分に向けられていると感じて振り向くと、声の主は発病後六年をへて、絶望的な「欠陥」状態にあり、働きかける手がかりも失われていると思われていた緊張病の娘であった。「Kさん」と私が呼びかけた時にはもう反応が絶えていた。しかし、彼女が私に示した定位反応をきっかけに彼女と私の縁がこの時に結ばれた。以後私は彼女の私に対する関心をたよりに生活療法に積極的に取り組んだ。彼女が退院できたのは四年後のことであった。この話は向精神薬が導入される前のことで、彼女によって私は生活療法に対する目が開かれたのであった。生活療法のことは後でのべることにしよう。

定位反応を人間や動物についていろいろと調べたのは、パブロフの流れをくむロシアの精神科医たちであった。被験者は音や光のような単純な刺激に受動的にさらされると、定位反応をおこし、刺激が反復されるとすぐに馴れが生ずる。患者には定位反応のおこりにくいものが多く、頭部損傷者には過大反応が多く、馴れがおこりにくいことが報告されている。

条件反応は定位反応の上に築かれる。刺激の種類に対して反応の汎化や分化がおこり、条件づけの難易や反応の強さ、平衡性、さらに陽性反応と陰性反応との転換の易動性などによって、個体に行動上の特性・型があることが、パブロフの犬の実験で示されたことは有名である。人間の個人差についても、宮田洋氏が類似の方法で型が分けられることを報告している。

精神障害を行動の型と結びつけて理解しようとする研究はまだ十分になされていないが、これは行動学的研究の重要な課題の一つである。パブロフは晩年に精神病者の行動に強い関心を示した。彼は精神病は大脳皮質の保護制止として理解されるという仮説を提出した。保護制止とは、分化や消去の際に働くと考えられる内制止とは異なり、脳を過度の興奮から守るために、興奮も内制止もおこらないような状態に置かれる場合をいう。このような説明概念が有効であるか否かは、この仮説の上にどれだけ実証的な実験が組めるかにかかっている。

パブロフの古典的条件づけとは異なり、スキナー（B. F. Skinner, 1904-1990）はオペラント条件づけの概念や操作が精神障害者の行動の理解や治療に役立つだろうと提唱した。一九五〇年代の後半から行動を学習によって変容していこうとする行動療法が、神経症者や自閉症児や精神病者に試みられるようになった。夜尿やチックや心身症では古典的条件づけの原理にもとづいて、系統的に脱感作の操作を行ったり、過剰な自己抑制をとるための積極的訓練によって、学習された習慣を除去しようとする。

また、自閉症児や精神病者では、オペラント条件づけの原理にもとづいて、好ましい行動には報酬（陽性強化）を、好ましくない行動には罰（陰性強化）を与えて行動を変化させようとする。

精神病者の治療にあたって、第一の難関は、何が強化刺激になるかを見出すことがむずかしいところにある。報酬も罰も受けつけない相手には強化条件づけは歯が立たない。また、ある強化刺激に対して反応が得られても、その反応はその刺激に対してだけに限局し、普通のように二次的に他の刺激に対して汎化をおこすことが少ない。これが第二の難関である。

金銭という強化刺激は多くの人にとって強力な報酬である。金そのものが第一次の報酬である場合はむしろまれであって、金で買える物質的な快楽や金によって得られる社会的特権や他の目的のための便宜、さらに苦悩の軽減など、実に多種多様の強化刺激の代用品(第二次・高次強化刺激)として利用されている。何が強化刺激になるかわからない相手に対して、基本的な衣食住に関するもの以外のすべての行動を金に換算し、それぞれに対して金(クーポン)で報酬を与えたならば、いずれかの行動が強化されるであろうか。この token economy を精神病院で実験した例がいくつかある。

その結果は、患者の病棟内生活は活動的になり、行動は多面的となって、治療的に望ましい効果が得られたが、問題は報酬に無欲な人たちの存在と、金銭方式をやめるとさっぱり動かなくなる人達の存在にあった。上述の二つの難関はこの方法では越えられるとは限らないのである。

「これはあたり前のことではないか」、「人はパンのみにて生きるものにあらず」とは二千年前からいわれていることなのに、何をまた事新しく馬鹿げた試みをしたものだといわれるであろう。だが、それでは患者はパン以外の何のために生きているのかと聞いても、答えが得られないのは何故であろうか。それを知る鍵を得ようとする試みの中に治療の意図を汲むべきである。

これまでのべてきた行為や行動や動作はすべて粗大なマクロの現象であったが、眼球運動のような微小、ミクロの行動も心の表現として重要である。「眼は心の窓」と言われている。島薗安雄氏とその共同研究者は、脳波と眼球運動（ＥＯＧ）と皮膚電位反射（ＳＰＲ）のポリグラフを用いて、閉瞼時には、心的な緊張を反映すると考えられる小さく速い（ｒ）眼球運動が、慢性統合失調症者やうつ病者に多いことを報告した。また開瞼時には、アイ・カメラによる注視点記録装置によって注視点の動きを計量し、患者では、標的図の再認や比較図との照合に際しての注視点の動きが狭く滞りがちであることを示した。さらに再認の検証を求められた時の反応的探索スコアは精神症状（情動鈍麻）の程度を良く表わしていた。目標の振子運動を眼で追いかける時の平滑追跡眼球運動は、統合失調症者では対照の健康人と違って円滑にサイン曲線を描くことが少なく、凸凹状や階段状になることも、古くから知られた現象で、近年また注目されている異常所見である。この傾向は近親者にも見られるので素質的な特徴と考えられているが、その意味するところは深い。

後に臨床研究としての精神生理の章でのべる目に見えないような体内の反応も、それがアクションとみなされる限り、行動学的反応に近縁なものである。

6　実験的精神病

一般に身体の病気の研究には、動物実験は欠くことのできない材料である。動物で病気のモデルをつくることができれば、その成立条件の解析や身体の生理・化学的検索（病態生理）は急速に進み、治療への道が開かれるはずである。例えば糖尿病は、早くから尿に糖の出る病気とわかっていたが、前世紀の後半、ドイツのメーリング（J. Mering, 1849-1908）とミンコフスキー（O. Minkowski, 1858-1931）が犬の膵臓を摘出して、その犬の尿に糖が排泄されることを見出してから、研究の道筋が明確となり、インスリンが見つけられて今日の治療の道が開かれた。

ところが話が精神病となると、モデルをつくること自体に大きな問題がある。精神活動は人間独自の機能であって、動物から隔絶した高さにあり、精神の異常を動物でモデル化することは原理的に不可能だと考える人も多い。しかし人間の精神活動も、見方によっては動物進化の系列線上に置かれる。欲求や情動は人間と動物を峻別するものではない。知的な行動においても、道具の使用、二足歩行、異種感覚間の見本合わせ（概念形成）、言語機能など従来人間に特徴的であるとされた機能も、最近の霊長類の行動研究からみると、人間と動物との間に連続的な発達の跡をたどることができる。抽象機能や自我意識、倫理的な価値観念などは特に人間的な機能といえるだろうが、精神異常を問題とする場合にこれらの機能が特異的に変化すると断定できる根拠は乏しい。もちろん、精神障害の症状は人間関係や自己と世界との関連のような人間的な表現をとってあらわれることが多いが、障害の本質や原因は表現とは別に考えなければならない。

精神病の診断は、通常、患者の体験を言葉を通じて知り、行動を客観的に観察してなされる。しかし、言葉を内容としてでなく情報伝達行動の形式の面からとらえ、情動を行動への表出と自律神経系やホルモンの身体反応として規定すると、精神病を行動のレベルで定義することが近似的に可能となる。この段階では動物の行動異常の中に精神病のモデルを求めることができるはずである。

動物の精神病モデルは、その脳内の生理・化学的な研究を可能にするので、そこから得られた知識を参考にして、人間の精神病を研究する道がひらけ、また新しい治療を開発する手がかりが得られるだろう。

動物において実験的に精神異常のモデルをつくろうとしたのは、パブロフにはじまる。「実験的神経症」というのがそれである。一九一〇年代から二〇年代にかけて、パブロフとその共同研究者は、イヌの条件反射をつくる過程で、いろいろな葛藤状況を設けて動物を混乱におとし入れると、一旦でき上がった条件反射は消失し、全般的な興奮や拒否行動、行動の抑制、常同行為などがあらわれることを知った。例えば、条件刺激として円を示した時に唾液分泌がおこり、長楕円では分泌がおこらないように条件づけをしておいてから、円と楕円を少しずつ似たものに近づけていくと、あるところまできて、イヌは弁別が不可能になり、混乱し、上述の「実験的神経症」の状態をおこした。「神経症」をおこす条件は、刺激の種類や実験の状況にもよるが、また動物の個性によっても左右される。パブロフの研究が「実験的神経症」の段階まで進んだ時、動物の個性（行動の型）の分類が必要となったのは、まことに意味の深いことである。

「実験的神経症」の研究は、その後アメリカの研究者たちや、中尾弘之氏らによって、ネズミ、ヒツジ、ネコ、サルなどの動物について、種々な葛藤条件を用いて発展され、人間の神経症の理解に役立てられるようになった。また、行動療法という形で治療の面にも応用されることになった。

精神病者の行動に相似した異常行動を直接に動物でつくろうとしたのは、一九三〇年代のバリュック（H. Baruk）らの「実験的緊張病」の研究である。彼らはブルボカプニンという薬物やその他の物質をモルモットに与えることによって、動物が受動的に与えられた姿勢をそのままに保つという症状（カタレプシー）をあらわすのを認めた。カタレプシー症状は、統合失調症の一病型である緊張病の患者にしばしばあらわれるものなので、バリュックらは、患者の体内にも同様の作用のある物質があるのではないかと想定して、患者の尿や血液の成分について、カタレプシー惹起作用を調べた。しかしこの症状は病気に特徴的なものではなく、カタレプシー症状をおこす物質を患者から常に検出することもできなかったので、この研究はそれ以上の発展をみないで終った。

現在、動物の実験的行動異常として研究されているものには、次の五つがあげられる。(1)ＬＳＤ・メスカリン・モデル、(2)覚せい剤中毒モデル、(3)薬物依存実験（自家投与実験）、(4)隔離飼育後の行動異常、(5)睡眠遮断実験、このうちとくに(1)～(3)は、薬物を用いてつくられる行動異常で、実験的精神病の中心となっている。

ＬＳＤ（リゼルグ酸ジエチルアミド）は周知のように代表的なサイケデリック（心を展開する）な薬物（幻覚剤または精神異常惹起剤ともよばれる）である。この薬物は一九四三年にホフマン（A. Hofmann）が実験室で麦角剤の誘導体を取扱っている間に、思いもかけず、多彩な幻視や幻想、陶酔感、離人感などを体験したことによって発見された。これは体重一kgあたり一μgの微量で有効なほど強力な薬物である。ＬＳＤは同じような効果をもつ薬剤であるプシロシビン（メキシコのキノコから発見）やメスカリン（サボテンに含有）との間に交叉耐性（一方に耐性ができると他方にも耐性が生ずること）があるので、脳に働く仕方にも共通性があると考えられている。話は横道にそれるが、これらはいずれも古くからアメリカ土着民の宗教行事に使われていた薬である。そしてキノコ、サボテンに次ぐ第三の神秘薬として使われていたヒルガオ科の植物からとれる薬を分析してみたらＬＳＤと同類のリゼルグ酸だったことは、脳がとりもつ実に不思議な因縁といわねばならない。

さてＬＳＤによる人工的な精神異常は、統合失調症のモデルといわれたことがあった。この薬を飲んだ人は、なるほど一過性に非現実的な幻想世界の住人となり、思考は支離滅裂となることがあって、精神病理学的には部分的に統合失調心性に似た状態になる。しかし、これは薬の急性効果で、作用は長続きせず、症状も正確には統合失調と同質とはいえない。また、上述の実験的緊張病の場合に研究されたと同様に、ＬＳＤやプシロシビンと化学的に近縁であるインドールアミンの誘導体やメスカリンと同類のフェニルアルキルアミンの誘導体が、統合失調症の尿中に出現するのではないかとの予想から検索されたが、これまでに確実な証拠は得られていない。

一方、これらの薬物を動物に用いた場合には、行動変化の内容はあまり豊かでない。サルにこれらの薬物を与えると、自発運動が減少し、刺激に対する反応が減退し、増量すると常同的動作や脱力、失調があらわれ、カタレプシーや嗜眠が認められる。幻覚があるかのような動作もあるが、異常体験の有無を判定するのはむずかしい。要するに動物のＬＳＤ・メスカリン・モデルは、精神病モデルとしてはなお不十分なものである。

慢性覚せい剤中毒は、わが国ではヒロポン中毒とよばれて、昭和二八年頃を頂点とする大流行をみた。これは薬物依存（第Ⅱ部５章参照）の一種である。ヒロポンは急性反応としては眠気がなくなり、活気が出てくるという覚醒作用があるが、量が増えると落着きを失い粗暴となってくる。ところがこの薬を数ヵ月運用すると、被害妄想や幻聴を主とする精神病状態があらわれることがある。人工の精神病のうちで、これほど自然の統合失調症に似たものはなく、もし薬の使用に気付かなければ、誤診することがあるくらいである。薬をやめれば大部分の患者では、症状は急速に消失するが、一部の例では自発性の減少や感情の平板化が数ヵ月から年余にわたってのこり、また些細なストレスで以前に経験した幻覚や妄想のような症状が、薬を使っていないのに再発する。この現象は統合失調症の再発に似ており、立津政順氏によって指摘されたものである。

このような経験から、私どもは、動物において慢性覚せい剤中毒をつくり、その際の行動異常や脳内の生理化学的変化を調べようと試みた。これが覚せい剤中毒モデルである。

系統発生的に下位のマウス、ラット、ネコから、人間に近いサルに至るまで、種々の動物について覚せい剤（メトアンフェタミン――ヒロポンの化学名）中毒がつくられたが、すべてに共通する症状として次のような特徴が認められた。まず、急性症状として一過性の運動興奮の後に、自発運動の減少がおこり、ついで連日投与をつづけると、一、二ヵ月の間に仲間の動物との交渉が減退し、種々な刺激に対して分別的にそれぞれに応じて反応することが少なくなってくる。反面、一旦反応するとそれに固執してなかなか反応消去がおこらない（これは新しい場面への順応がおこりにくいことにもなる）。かくして行動のレパートリーが減少し、常同的な行動をくり返すようになる。

私たちの慢性実験は、運動と反応の減退を作り出すことを目指したので、統合失調症の陰性症状のモデルとみなされるものであったが、その成績は動物種や個性や条件によって差が大きく、再現性に欠ける難点があった。これに対して佐藤光源氏らは、急性症状としての常同行動（アンフェタミン・ステレオティピー）の出やすくなることに注目して、これを過敏性の成立（逆耐性現象）として陽性症状（興奮、幻覚など）のモデルとみなした。これは再現性が高いので、その神経科学的な内容が詳しく調べられた。

私が町山幸輝氏と一緒に行なったニホンザルの中毒実験においてもこれらの特色は認められる。この場合には情動表出の複雑さ、社会行動の豊かさによって、情報の量は著しく多くなる。まず、サルに覚せい剤を急性に与えた時、個体によって反応が非常に異なることに気づかれた。歯がみや口唇運動、体動、体移動、鳴き声などによって行動を評価すると、覚せい剤による個体の反応は、興奮型と抑制型に大別されることがわかった。これは用量の多少によって律しきれるものではない。また、サルの覚せい剤に対する反応は、サルの群の中の社会的地位によっても変化することがわかってきた。同じ個体でも、リーダーの地位にある時と下位におちた時では反応が異なるし、群の中にいるのと単独でいるのとはまた異なる。このような生態的条件による覚せい剤の効果の相違はマウスにおいても既に知られていて、群居効果と呼ばれているものであるが、サルではこれがさらに鋭敏で複雑にあらわれる。

さて、代表的な例について慢性症状の発現とその消長を示すと、まず他の個体との交渉（毛づくろいその他）がなくなり、位置の固着が著明となり、次いで二〜三ヵ月すると自分の体に対する常同的な毛づくろい（「体いじり」）と「のぞき」と呼ばれた奇妙な動作があらわれてくる。「のぞき」とは、呆然と空を見つめる「そらのぞき」、仲間を見知らぬ何物かのようにまじまじとうかがう「仲間のぞき」、何もない床を見つめる「床のぞき」などである。

「体いじり」や「のぞき」は自己の体や外界の知覚体験が何らかの意味で変化したことをあらわす行動と解釈される。また中毒ザルの「仲間のぞき」に対して、のぞかれた相手の仲間は何らの反応も示さないので、これは交渉的意味を失った自閉的行動の一種と思われる。ついでながらこのような異常行動は、野外観察ではもちろんのこと、飼育環境で「神経症的」になったサルにも見られていない。

ところで、連日の注射をやめると、ある症状は速やかに他の症状は緩やかに減少するが、数ヵ月を経過しても残存するものがある。薬物は数日で体内から消失するから、症状の一部はそれと関係なく持続的に固定されたものと見なされる。例えば「そらのぞき」は注射終了二ヵ月後に、覚せい剤注射と同じ条件で、檻の一隅に押しつけて固定してから（せめ檻）、食塩水を注射すると、薬がないのにもかかわらず、「そらのぞき」の回数や時間が明らかに増加する。これは症状が薬の直接作用としてではなく、条件反応的に固定されていることを示すもので、慢性症状の発現には、少なくともその一部には、以前に薬を注射されたという経験、ないしは履歴が関与していることを物語っている。食塩水注射だけでは、通算して一〇ヵ月以上行っても症状はあらわれないから、薬の投与はもちろん欠くことのできない条件ではある。

次に数ヵ月の休止期間の後に、再び覚せい剤を注射すると、慢性症状が一〜二日のうちに再現することがある。これは症状をおこすことのできる条件が潜在的に持続していることを示している。

これらの潜在的覚せい剤中毒ザルに、ＬＳＤ、メスカリンなどの幻覚剤を投与しても、覚せい剤中毒の症状は再現しないから、これらの物質の作用は慢性覚せい剤症状とは異なった機制によるものであろうと推測される。

申し遅れたが、注射されたすべてのサルが慢性症状を示すのでないことも重要な点である。これまでの経験では、興奮型のサルは異常をおこしやすい。しかし、リーダーは通常興奮型であるが薬に対して抵抗が強くて異常をおこしにくく、抑制型で下位のサルは仲間に圧迫されているはずなのに、さらに異常をおこしにくい。この結果は、ストレスにさらされている個体ほど症状を呈しやすいだろうというはじめの予測とは全く反したことであって、表面的で浅はかな推量がどんなにあてにならないかを教えられた。

サルの慢性覚せい剤中毒について、少し詳しすぎるほどのべたわけは、この実験が精神病モデルとして意味するところが非常に大きいからである。慢性覚せい剤中毒による行動異常が成立するための諸条件をまとめてみると、個体の行動特性、群内の生態的社会的条件、刺激の存在（覚せい剤の長期投与）、刺激の反復による条件づけ（学習）など、まことに多元的なものであることがわかる。

人間の慢性覚せい剤中毒精神病は、その行動面の症状はサルの場合と極めてよく似ており、また成立の諸条件もサルの場合と同様に多元的である。一方、統合失調症の場合にも、その成立の条件としては、遺伝と環境、病前性格、経験の反復による条件づけ、心理的契機など、やはり多元的要件が必要であることが推測されており、それらは覚せい剤中毒の場合と対比することができる。人間の患者の場合には、これら要件の関与は後からふりかえってみて推論することしかできないのに、動物の実験的精神病モデルでは、要件の一つ一つを先を見越して検証し解析してゆくことができるという意味で重要である。また、だから実験とよびうるのである。

従来、精神病モデルといえば症状面のモデルしか考えないことが多かったが、発病、経過、再発に関してのモデルをつくることが可能になったという意味でも、この実験は示唆に富むものといえる。

慢性覚せい剤中毒モデルは、部分的には薬物の自家投与実験と共通するものがある。ラットやサルにてこ押し行動を経験させて、てこを押すたびに薬物の一定量が体内に注入されるように装置すると、薬物の性質に応じて、てこ押し行動が増加したり（正の強化）、てこ押しをやめてしまったり（負の強化）する。これはオペラント型条件づけといわれる学習の一種である。正の強化刺激となる薬物に対しては、薬の自発的摂取量はとめどなく増加し、薬の中毒作用でてこ押しができなくなるところまでいって、休止がくる。これは人間の場合の強迫行動に等しい。薬がなくてはいられない状態、つまり薬物依存が動物でも実験的に作られるのである。依存性薬物には、前にのべたように、モルヒネ（麻薬）型、アルコール・バルビタール（催眠薬）型、アンフェタミン（覚せい剤）型などの区別があり、それぞれ特徴のある中毒状態がつくられる。人間では、覚せい剤は精神の高揚を求めて使用され、そのうちに薬による興奮の後につづく疲労倦怠をのぞくためにさらに使用されることになって悪循環に陥る。ただし、薬を欲求する程度や薬のきれた後の禁断症状は、覚せい剤の場合には麻薬や催眠剤ほどには強くはない。動物実験でも、覚せい剤に対する欲求や禁断症状はモルヒネほど著しいものではない。

慢性覚せい剤中毒実験は、その中に他の薬物依存実験にも見られる特色を含むが、その他に長期間の興奮反復による持続的な後遺症状を残す点が異なるのであって、精神病モデルとされるのはとりわけこの部分をさしている。

覚せい剤とは薬理作用が少し違うフェンサイクリジン（phencyclidine, PCP）という薬物の中毒症状も精神病モデルとして米国で注目された。覚せい剤は後述のモノアミン特にドーパミンDAという脳内の神経伝達物質を介して作用するものだが、西川徹氏はPCPが興奮性伝達物質グルタミン酸の受容体とも関連することを動物実験で詳しく調べた。

動物を用いた行動異常モデルのもう一つの例は、乳幼児期の隔離飼育によって、その後の行動に持続的に大きな変化がつくられることである。この種の実験もサルについて最も豊富な知見が得られている。

人間の乳幼児でも、母親からの分離は著しい不安状態や拒否反応、退行的な行動パターン（例えば、一度出来上がっていた排泄の習慣が失われたり、指しゃぶり、体ゆすりなど常同的行為があらわれる）をつくり出し、分離が早期にかつ長く続くほど後に残す行動の偏りが著しいことが知られている。サルについても、母-子分離や仲間分離を実験すると、人間とほとんど同様の行動異常がつくられることが知られた。分離の時期としては生後三〜六ヵ月間が最も重要であって、分離期間は長ければ長いほど後の障害が著しい。子ザルには社会行動が発達せず、孤立して常同運動にふける傾向が強く、成長後にも性行動や育児行動などがうまくできない。

人間について、成育歴の偏りや幼児期の外傷的体験が性格形成に大きな意味をもつことがしばしば語られており、成年期以後の行動異常や精神障害についても、それを養育状況に結びつけて考える見解が広く行われている。しかしこれらの見解はすべて後から振り返って因果関係を推論したもので、実証的な裏づけを欠いている。この点で、サルの隔離実験は、養育状況が後に及ぼす影響を実証するモデルとなるものであって、その示唆するところは大きい。

これまでのところ、隔離実験でつくられた行動異常は、自閉的と呼ばれたり、抑うつ的と呼ばれたりしているけれども、それがどこまで病気のモデルになるか、内容が十分に限定されているとはいえない。また、隔離実験に見られる行動異常の一部は、覚せい剤中毒に見られる症状と共通する点があるが、両者の異同について、私共はまだ十分な理解をもたない。

いずれにせよ、動物で実験的につくられた行動異常は、その際の脳の生理的・生化学的な研究を含めて、精神病の研究や治療に、いろいろな知見を供給してくれるものである。

この章の終りにあたって、精神科医が動物に精神異常のモデルをつくろうとするのは、精神病者を動物扱いにする態度に通ずるといわれた非難に対して、答えておきたい。これは一つには精神異常の本質は人間独自の障害であるという独断と、二つにはモデルによる研究の意義をわきまえない速断から発している。

精神異常はこれまでの各章でのべたように、多元的な要因によって成立する出来事であって、そこには脳の器質的機能的な要因から社会的・心理的な要因までを含んでおり、特にその中で、脳の、また身体の障害を想定できるような異常を私は病気（疾患）と名付けた。そして同じような事情が動物の行動異常にも見られることを指摘した。精神疾患の本質は人間独自の障害であるという人は、このような病因論的な顧慮をすることなく、現象としての人間性の障害だけに注目している。精神異常のあらわれ方には人間独自のものがあり、それが、動物の行動異常とは異なることは言うまでもないことであって、自我の意識、自己と世界との関係、生の一回性の認識などの人間的特性が変化することを精神病の本質とみるならば、それが動物とは無縁の現象であることは当然である。

精神病者の人間性を高貴、独自なものとして強調する人たちに私が反問したいのは、疾患によってその人間性を障害ないしは喪失した患者を貴君たちは人間と見なしてくださるのだろうか、ということである。また一方、精神病者の人間性を無視して動物扱いにする人たちに私が反問したいのは、貴君たちと患者たちとの間に人間としての違いがどこにあるのか教えていただけないだろうか、ということである。どちらの場合も、人間と動物に違いの問題を精神病であるかないかの問題にすりかえて論じるから話がおだやかでなくなる。

モデル研究の本質は、問題に含まれている変数関係（構造といってもよい）を操作可能な事態に持ち込むことにあって、モデルと問題の対象とが同一であることにはない。従って、慢性覚せい剤中毒を統合失調症のモデルと見なすのは研究者の姿勢にあるのであって、両者が同じだからではない。ＬＳＤ中毒は精神病モデルになるかならないかという議論が、精神病理学の領域で論じられたことがあったが、この際にもモデル概念の混乱が見られた。

生物学の相同、相似概念を転用すれば、モデルには相同モデルと相似モデルがある。動物の覚せい剤中毒は人間の同じ中毒の相同モデルとなるし、統合失調症についてはその相似モデルとなる。相似モデルから出発しても、その相似性が十分に高くなれば、相同モデルと見なしてよい場合もおこるかも知れない。

動物の実験的神経症は神経症の相同的なモデルだから有用だが、覚せい剤中毒は精神病の相似的なモデルだから無用だという人がある。これまた、発想の使い分けこそモデル研究の特色であることを知らない意見であろう。

7　生体の周期現象

すべての精神現象は時間のうちに消長する。精神障害についても、心因反応といわず外因反応といわず、原因に続いておこり、可逆的にまたは不可逆的な経緯をとっておさまる。内因性精神病といわれる統合失調症や躁うつ病が、私の限定した意味で病気（疾患）とよばれるわけは、その多元的な成立要因の中で、生物的な要因を欠くことが出来ないと想定されたためであるが、それもこれら疾患のおこり方と経過に関連する時間的な特色にかかわるからである。これまでの記述では、その具体的な内容がなされていなかったが、続く二章でそれを取上げよう。生体の周期現象と履歴現象がそれである。これらの現象は共に正常な生体に備わっている特性であるが、内因性精神病では心因反応や外因反応としては律しきれないような独特な変化を来たす。ただ、どうしてそうなるのかまだ十分にはわからない。

人の一生は、胎生期から乳幼児期、少青年期を通ずる発達過程をへて、壮年期となり、ついで初老期、老年期の老化過程をへて死に至る。これは当人にとってはくりかえしのきかない1回かぎりの歴史的な過程であると共に、生物的な種にとっては、一つのサイクルとしてみることができる。

この経過を図式化すれば、生涯周期と呼ぶものが画かれる。各人はそれぞれに特徴のある生涯曲線をもち、早熟と晩成、早老と長寿は、身体的な基礎の上に立った個性的な過程である。発達期と老化期は、精神的危機の時期でもあって、精神障害の主な問題がこの時期に集中している。

一回の生涯周期の上には、さらに小さな年周期、月周期の波が重なっている。自然の昼と夜の交代に同期してくり返される日周期は、人間といわず動植物といわず、生体に広く共通する最も明らかな生理的周期で、概日リズム circadian rhythm とよばれている。circa は約（およそ）、dies は一日の意味で、約とついているところがこの言葉の味噌である。このリズムは正確に外界の日と同期しているのでなく、身体的に遺伝子も関与している一種の時計仕掛であることがいろいろな実験からわかっている。人間の日周期はおよそ二五時間で、それが外界の日周期に同調されて暮している。

地球を東西に飛行機旅行する人は自分の身体に備った日周期を体験する。身体の時計が旅行先の土地の時計と食い違うので、調子を合わせるのに二、三日間苦労するし、地球を一時間半ぐらいで一周する衛星飛行士や月旅行の宇宙飛行士は、もっぱら自分の身体の時計に合わせて寝ることにしている。そうしないことには身も心ももたないのである。

日周期の障害をのべる前に、年周期 circannual rhythm と月周期の障害についてふれておこう。精神障害の季節による発現頻度の差は、古くから語られていることで、「木の芽」時に患者が病院を訪ねることの多いのは、どの医者も知っている経験的な事実である。面白いことに、北半球の都市では五、六月に、南半球の都市では一〇、一一月に患者が多く、同じ北半球でも緯度が上るにつれて患者数のピークが月おくれになるそうである。もっとも病院に受診にくるというのは、いろいろな社会的な条件のからんだ出来事であるから、そのピークがどこまで本当に季節の影響なのか、季節に関係する二次的な出来事によるのか、季節とは関係のない内在的な年周期なのか、簡単にはきめられない。

躁うつ病の患者で、春に病気になりやすい人と秋から冬にかけてなりやすい人があることも知られている。毎年、暮れになると必ず忙しく動き出し、酒を飲んでは車をのり廻すので、その前に予防の意味で自分から入院する人があった。暮れになれば世の中がせわしくなるから、それにつられて動きたくなるのだろうとも考えられるが、この人は予防入院して静かに暮していても躁状態になってしまうのだから不思議である。御当人は「さわぎの虫がまた動き出しましてね」と笑っていた。「さわぎの虫」の他に「ふさぎの虫」に悩む人もある。このような人たちを見ていると、動物の冬眠現象や鳥類のわたりのような内在的な年周期現象を思い出す。しかし人間ではそれをすぐ生物的な過程に支配されていると断定することは難しい。多くは季節変動に伴う社会的現象を介しておこるのが定石だからである。農村では、農繁期には病院を訪ねる暇もなく、農繁期の過労はその後の障害を増すと思われるし、新入学生が大学の保健センターに相談に来る「五月危機」は、彼らの緊張のゆるみや期待はずれや、新しい環境への適応障害からおこった神経症的な現象が主であると解される。近頃「五月危機」があまり言われなくなったのは、大学が緊張の場でなくなったためだろうか。

月周期の精神障害は、月経周期との関係で女性に多いものである。月経の前の一週間は黄体ホルモンが相対的、絶対的に増える関係で、精神状態の特に不安定な時期である。自殺や交通事故などでなくなった女性の卵巣を調べてみると、事故がこの時期に頻発するものであることがわかる。彼女たちは、気分が沈んだり、感情がいらだったり、身体の不快感があったりする。その程度が強いと月経前緊張症（月経前症状群）と呼ばれて、治療を必要とすることがある。月経前緊張症は性的未成熟の若い女性に多く、中年になって成熟が完了すると少なくなる。その他、てんかんの発作や統合失調症の興奮などもよくこの時期にあらわれる。しかし躁うつ病の周期は性周期だけに依存するものではない。〔症例17〕のTさんが閉経期の後にも規則正しく躁とうつをくりかえしたことを思い出していただきたい。

日周期は誰にも明らかなように、まず覚醒と睡眠の交代としてあらわれる。人間で睡眠と覚醒の日周期が完成するのは四歳ぐらいからで、乳児では、もっと短い不規則な周期が夜昼をとわずに交代し、それが次第に夜だけに集中して眠るようになる。睡眠の生理と病理は、脳波を用いて意識水準を調べることが出来るようになってから、著しく明らかになってきた。脳波によって、入眠期から深睡眠期に至る段階が区別され、その間に、身体からは力が脱けて腱反射も出ないようになっているのに、脳波では覚醒状態と余り変わらない時期が挿入されることがある。この時には眼球がくりくりと早く動き、脈搏や呼吸などの自律神経活動も変化するので、脈波とこれらの身体所見から逆説睡眠相とかレム（Rapid Eye Movement , REM）睡眠期とか呼ばれる時期を区別することができることが知られた。夢とは一体何であろうか、という昔からの大問題のうち、夢をみる身体の条件は何かという部分がこうして明らかになってきた。

レム睡眠期は一晩のうちに四、五回、およそ一時間半から二時間ぐらいの間隔でくり返される。全体の睡眠時間のうちで、レム睡眠の占める割合はおよそ二〇％ぐらいである。レム睡眠期に目を覚まして故意にその割合を減らしてしまうと、全体の睡眠時間は減っていないのに、精神状態の変調がおこって、幻覚が出てきたというような報告がある。レム睡眠遮断実験の後には、代償的にこの時期が増加することが、人間でも動物でも確かめられていて、このことからみると、レム睡眠は生体にとってぜひ必要な状態であるように思われる。統合失調症患者では、レム睡眠遮断の後に代償的な増加が見られないことがあるので、これが病気の生理的異常の証拠になると主張している人もいる。ある種の薬を動物に与えると、レム睡眠が選択的に減少し、しかもその後に代償的増加が見られないので、これを用いて動物に精神病モデルを作れると主張している人もある。精神病の病態は、昔から、目覚めていて夢を見ている状態になぞらえられたものであるが、夢の生理の研究者はこれを生理的な方法で作り出そうというわけである。もっともこの研究はまだ十分な証拠のある意見ではない。

レム睡眠が眠りにつくとすぐあらわれ、また一晩の眠りの中でその割合が異常に多い場合がある。これはナルコレプシーと呼ばれる居眠り病に特徴的な所見である。ナルコレプシーは、昼間の居眠り発作、感情が急に動いた時に力が抜ける脱力発作、夜間の睡眠障害を主症状とする特別な病気で、また寝入りばなに夢とも現ともつかない入眠幻覚を伴うことが多い。この時、脳波はレム睡眠の様相を示すことが確かめられている。読者の中にも、入眠時に怖いものが出て来たように感じて、おきようとしても身動きのできない状態を経験した方が少なくないと思われるが、ナルコレプシー患者にはこのような体験が頻発するのが特色である。この時の幻覚は、夢とは確かに違って実在感を備えているものの、目覚めてしまえば実在の出来事とは信じられないので、現実世界に実在感のある幻覚とも異なる。幸いなことには、ナルコレプシーの睡眠発作や脱力発作は、薬をうまく調合してレム相をへらせばなおすことができる。

不眠は精神科の患者の訴えの中で最も多いものの一つであるが、自覚的な不眠の訴えと実際の不眠との間には大きな開きのあるのが普通である。神経症の患者がこの一週間一睡もしませんなどといっても、一晩中脳波をとって調べてみると結構寝ているものである。いびきをかいて寝ていても、目をさますとちっとも寝ていないという人のあるのは誰もが経験することであろう。

ところが感情病の患者では、実際に睡眠の障害がおこってくる。うつ病の周期は一般に不眠と朝の目覚めがさっぱりせず、物憂いことからはじまる。Morning melancholyという名があるように、朝は気分が爽やかでなく、夕方になると晴れてくるが、夜はよく眠れず、次にまた重く暗い朝がくる。これは内因性の抑うつ気分の日間変動の特徴である。夜の睡眠を脳波で調べてみると、実際の睡眠時間は短く途切れがちで、またその深度も浅い。ただしうつ病者の中には夜昼を通じて過眠傾向の人もいる。

このような日周期のみだれは、身体的側面にもあらわれている。正常人の一日の水分の排泄や尿中の電解質、即ちNaやKの排泄にも、昼間多く夜は少ないというような日周期がくり返されるものだが、躁病ではこの波が高く〔症例17・Tさん〕、うつ病の患者では日間のリズムが延長したり、排泄の波が平坦になることが知られている。水やNaの体内分布に変化がくることも重水や放射性Naを用いて調べられている。電解質排泄の周期は、体内ホルモンの代謝によって調節されるもので、血液中のステロイドホルモンの量にも、正常ならば規則正しい増減があるものなのに、うつ病患者ではそのピークがずれたり、波が平坦化することが認められている。

抑うつ状態にある患者のうち、このような日周期のみだれの特に明らかなのは、内因性（体質性）のうつ病患者である。この病気が身体的に規定される面の強いことは種々な根拠によって証拠だてられている。もちろん内因性うつ病の中にも、身体的規定性の特に著しい症例と（例えば〔症例17〕）、心理的要因によって誘発されたと見られる症例（例えば〔症例6・7〕）とが混ざっており、同じ人でも時期によって発病の条件はちがうことがあるが、一旦発病した暁には、身体的に規定される面が強くあらわれる。治療の上からも、このような人々にはまず薬物療法（抗うつ剤）のような身体的治療が主力となる。

内因性うつ病または躁うつ病が身体の病気と考えられる根拠は、上述の日周期のみだれや身体的諸機能の異常の他に、脳の機能に関係すると思われているところの脳内アミン（ノルアドレナリンやセロトニンやその誘導体であるメラトニン、アセチルコリン)、それらの前駆物質であるアミノ酸(それぞれチロシンやトリプトファン)の体内処理過程に異常のみられること、および上記の体内のホルモンの変動に異常の見られることなどがあげられる。

尿中のノルアドレナリンの排泄量は、うつ相では概して低く、それが躁相に転化すると急激に上昇する。人によってはうつ状態から躁状態への転化(スイッチ過程という)が病像にあらわれる前に、すでにアミンの細胞内作用に関係する物質(サイクリックAMP)の尿中の排泄量に変化の見られることを報じている研究もある。チロシンやトリプトファンをうつ病患者にのませると、これらはそれぞれノルアドレナリンとセロトニンの前駆物質であるが、糖を糖尿病患者にのませた時のように、血中のこれらのアミノ酸の量が異常に高くなることがある。またこれらのアミノ酸が体内に入ってからアミンに転化するまでの中間代謝物、すなわちDOPAとか5HTPとよばれる物質を服用させると、病像を改善することがあるといわれる。アミノ酸による治療効果は、今のところ抗うつ剤や電気ショック療法には及ばないが、躁うつ病が脳内アミンの異常状態によっておこるという仮説の間接的な証拠となるものなので、理論的に重要な意味をもっているといえる。

一方に、抗うつ剤の代表的薬剤SSRI(セロトニン再取入込み抑制剤といわれる)は、脳内のセロトニンの作用を増強し、また他の種の抗うつ剤であるモノアミン酸化酵素抑制剤は、脳内アミンの代謝を抑制する物質である。憂うつや躁の気分変動が、脳内アミンの代謝を薬物によって変化することによってコントロールされるという事実は、逆に躁うつ病が脳内アミンの異常によるという仮説の状況証拠となるものである。

躁うつ病の脳内アミン仮説は日周期変動にも深い関係をもっている。動物の睡眠と覚醒の調節は、脳内アミンの変動と深く結びついており、アミン含有神経細胞は睡眠覚醒を司る脳幹の賦活系と称される部位に核をつくって分布しているし、情動や内分泌に関係する中枢部位である辺縁系や視床下部は、アミン含有神経細胞の末端が最も濃密に分布している部分でもある。

脳内の時計と思われる部位もかなり判ってきた。視交叉上核といわれる眼の後ろの小さな細胞集団とそれに連結している松果体には、日内リズムが見出されている。松果体は脳の中心部にあってデカルトが身体と精神の連結点として空想した小器官である。そこにはメラトニンというセロトニンの誘導体が作られており、夜間にだけ増加する。メラトニンは米国では睡眠薬として販売されているが、我が国では許可されていない。

このように感情病のアミン仮説は、この病気の中心的な症状である情動の変化と睡眠の障害を、共に脳における中枢のアミン代謝の障害と結びつけて理解させるという点で、現在最も期待されている見解である。

8　学習と記憶

生物学的な意味では、経験の履歴が後にとどめられる過程を広義の学習といい、それを痕跡の側から見れば記憶と呼ぶ。学習や記憶は生物の行動の変容となってあらわれる。

個体の行動や精神現象がことごとく経験によって成り立つという見解は誤りであるが、すべては経験による変容の上に成り立つとはいえるであろう。乳児の吸付き行動、しがみつき行動、ほほえみなどは生得的な行動パターンであって、それが母にしがみついて乳首を求め、母の動く顔に反応してほほえむという経験の学習を通じて、母と子の関係が形成されてゆく。施設で育てられた乳児では、母に育てられた乳児と違って、人見知りをする時期になってもこの現象がおこりにくい。幼児自閉症の患児が母にすがりつくことが少なく、母が患児を背負っても丸太のように重いと嘆くような場合に、それが育児の仕方に問題があったのか、それとも育児経験とは関係のない病気のせいなのか、当初論議の多かったところである。しかし、今では、それが脳の障害によるものであることが明らかになった。

このような原始的な行動の障害についても、既に学習と記憶からの問いかけが必要であるように、成人の行動異常や精神障害についてはつねにこの側面からの考慮を欠くことはできない。

普通に記憶といえば、過去の経験をさらに現在の意識の中に想起させて、再び体験することをいう。ただし、意識に上る記憶は、記憶の本質的な過程のほんの表面的な部分でしかない。記憶には少なくとも三つの段階がある。これはテープレコーダーやパソコンの機構や操作を考えればすぐのみこめるように、まず経験の獲得または登録（記銘）、次に貯蔵または保持、そして想起または再生である。どの段階の障害も記憶の障害としてあらわれる。

人は通常、記憶の異常をその欠陥とか忘却によって語る傾向がある。しかしある記憶を忘却できないというのも、精神医学的には重要な意味をもっていることに注意しなければならない。

記憶の障害には、記憶装置が故障している場合と装置を正常に機能させるための条件に障害がある場合とがある。後者に数えられるのは意識や情動の状態や記憶に干渉する諸経験であって、そのため注意や関心が左右されるのである。脳は情報を処理する器官であり、情報は時間に沿って流れてくるので、コンピュータと同様に記憶装置と呼ばれる特別な部分があると考えられる。脳の記憶装置がどんなものか、それは脳の部分的な破壊で記憶障害のおこった症例やサルについて行われた実験にもとづいて大要が想定されている。

脳下垂体の根元に出来た腫瘍で、新しい経験を全く憶えられなくなった患者に出会ったことがあった。この人には、昔の記憶は保たれているから保持と再生にはあまり障害がないのに、新しく記憶することが選択的に侵されていた。現在の日時や自分のいる場所についてもまるで見当がつかない。教えてもすぐ忘れてしまう。御当人は馬鹿になった馬鹿になったと自ら認めているが、それをあまり苦にしている様子がないのも特徴的であった。不思議なことに、電話の七桁の番号をおうむ返しに答える（直接記憶）ことはできる。しかし数十秒間をおくともうできない。このような状態は健忘症状群とかコルサコフ症状群とか呼ばれる。この人を手術して腫瘍を取去ったら、記憶が劇的に回復したのも驚きであった。この人の記憶装置は壊れてしまったのではなく、圧迫されて機能が止まっていたのだろう。

脳下垂体のすぐ上には、視床下部といわれる脳の部分がある。この附近の病変で時々著しい健忘症状がおこる。慢性アルコール中毒にもとづく健忘症状群は、はじめの記載者の名を記念して特にコルサコフ病と呼ばれるものであるが、この場合にも視床下部の乳頭体という部分を中心に病変が見出された。視床下部は脳底の中央部にあるが、それを左右から大脳の側頭葉という部分が包み込む形になっている。重症のてんかんのために左右の側頭葉の尖端部を切除された患者で、ひどい健忘症状群を示した人をみたことがある。片側の手術ならこのようなことはおこらないのに、両側を手術するとひどい障害が残るという苦い経験が各国で報告されてから、今ではこのような手術は行われていない。側頭葉の奥に海馬と扁桃核という構造がある。側頭葉切除では両側の海馬と扁桃核がこわされるために記銘障害がおこるのではないかと考えられている。

脳の解剖学的な知見によると、海馬や扁桃核と乳頭体との間には神経連絡がある。乳頭体からは視床、帯状回というような部分をへてまた海馬に帰ってくる連絡が証明される。つまり一つの連続回路が作られている。これらの脳の構造と結合を総括して「辺縁系」という名がつけられているが、この系の損傷で記憶の障害が見られることは、意味が深い。というのは、辺縁系は自律神経系の調節中枢で内臓機能に関連し、同時に情動を司る中枢であることも知られているからである（生体の周期現象の章参照）。

記憶は意識のレベルでは知的な活動で、情動の動きとは一応切り離して考えられている。しかし記憶の原始的状態では、記憶機能は情動の反応と分ち難く結びついて働いている。ネズミの脚に電気ショックをかければ、ネズミは無条件に逃避行動をおこす。電気ショックの前にベルを鳴らすことをくりかえして条件刺激とすると、ネズミはベルの音と電撃の連合を学習して、ベルの音だけで逃げるようになる。ベルの音でネズミにひきおこされる知的活動と情動反応とは、はじめはおそらく分離できない現象としてあらわれるものであろう。

人間でも、ある気分状態はしばしばある特定の記憶や行動、または身体的反応と結びついている。はじめは話が逆で、強烈な経験が情動反応を伴ったのであろうが、後になると情動反応が他の原因でひきおこされたとしても、昔の経験を再生させることになる。この経験は意識されるものである場合も、意識されない身体的な反応である場合もある。

次にのべる例は、心身症といわれる患者で経験した話である。

〔症例23〕M夫人はある地方の農家のお嫁さんである。結婚して二年になるが喘息がおこって内科の治療を受けている。アレルギー反応もはっきり出て、そのもとは婚家先の地方の名産であるコンニャクの粉であることがたしかめられている。これは七条小次郎氏が見つけた喘息である。婚家にいると始終この粉にふれるから、喘息が中々治らない。そこで実家に戻ると病気がおさまる。困ったことには、よくなったと思って婚家に帰ると必ず再発するのである。しかもその再発の仕方はまことにはっきりしている。電車にのって婚家の村に入る手前に一つのトンネルがあり、電車がそこにさしかかると息が苦しくなって喘息がはじまる。

Mさんに会って話をきいてみると婚家にはやかましいお姑さんがいる。実家にいれば気楽だが、婚家に帰るのはどうも気が重い。自分では一生懸命つとめるつもりになってはいるものの、喘息のために思うように働けないという。

トンネルはいわば婚家のシンボルのようなものである。これが条件刺激となって、彼女に重苦しい情動反応をひきおこし、それが身体的な喘息症状を誘発したものと解釈される。彼女は自分の病気がおこるからくりを意識していない。

群馬大学の笛木隆三氏は、モルモットにコンニャクの粉を吹きつけてアレルギーをおこし、喘息のような呼吸困難発作をおこすことができた。その後でこのモルモットを同じ装置の中に入れて、コンニャクの粉の入っていない普通の空気を吹きつけてみた。するとモルモットも喘息発作を記憶しているかのように、呼吸困難をおこした。M夫人とモルモットは何とよく似ていることだろうか。

心身症の患者以外にも、病気の発症に学習や記憶の関係している例はいくらでもあげられる。麻薬中毒は、麻酔を連用すればどんな人でもかかってしまうものであるが、一旦中毒から治った人がまた再発する率は、医療上の理由で受動的に注射されて中毒になった人よりも、自分から薬を求めて中毒になった人の方がはるかに高い。麻薬を求める行動は多くの要因の関係する出来事であるけれども、自らこれを習得した経験が情動と結びついた記憶となって、身体的な層までゆり動かすことは否定できない。かつて麻薬中毒者だった人がいうには、「心の淋しい時、私はふと麻薬を思い出します。以前に麻薬を求めた界隈に足を踏み入れると、膝が脱けるようにだるく、身体がふるえてくる。それは禁断症状のはじまりのようです」

ネズミで麻薬中毒の実験をしたウィクラー（A. Wikler）によると、薬を受動的に与えて中毒にしたネズミと、自発的に薬をなめさせて中毒になったネズミとが、一旦禁断症状から治った後で、自発的に薬をなめて中毒になる割合、つまり再発率をくらべると、後者の方がはるかに多いことがわかるという。ネズミを以前中毒実験をした檻に入れると、条件反射的に禁断症状の部分症状があらわれることも観察されている。

慢性アルコール中毒から立直った人から聞いた話である。「酒を断って一〇年目、会社で非常に面白くないことがあってうつうつとした帰り道、ある店に入って椅子に腰を下ろしていた。旦那、何にしましょうかといわれて我にかえると、私は飲み屋のおやじの前に座っていたのです。びっくりして、いやいいんだと飛び出してきましたが、あの時一杯でもやっていれば、またもとの酒びたりになること間違いありませんでした」

これまでの話は、身体の病気や薬の中毒などの例であったが、忘れ難い思い出が後の長い年月にわたって影響を及ぼすことは誰でも体験している。特に意識されない形で影響が残る時、それはしばしば病的な現象とつながる。

フロイトは、過去の経験が強い情動的な負荷を伴って、意識の下に潜んでいる場合に、それをコンプレックスと呼んだ。彼によれば、コンプレックスは心的葛藤を抑圧した結果として生ずると解釈される。精神分析的解釈は生活史を幼児体験にまでさかのぼって、主として性的な意味づけをもった解釈を作り上げる。この解釈の正当性は治療の成否によってある程度まで立証されるとしても、過去の学習と記憶が、意識されない形で病的症状の成立に関与していることの可能性を否定することは難しい。（心的）外傷後ストレス障害（ＰＴＳＤ）といわれる状態は、戦争や災害の後に長く残る記憶の異常である。

強迫神経症の患者が儀式的な反復行動をもって不安を静めようとする時、そのおこりは概して些細な経験にもとづいている。不安と強迫行動の連結は反復学習されて、消去することのできないほどの強固さで結びついてしまう。長い年月の間に強迫行動の形は移り行くことがあって、そもそもの不安が何から生じたのかわからないほどになるが、その情動体験を消去することができない点に障害の源があるのである。

一部の統合失調症者は、ある種の経験に対して過敏に反応して、特有の症状をあらわす。「私がお金をとったと皆がいう。テレビで私のことが放送されている」などという娘さんがいた。「私があのお金をとったんじゃないのに何故私をいじめるの」と泣きながら訴えるので、「あの金」とは何かをよく聞いてみると、それは一〇年前、彼女が中学一年生の時、クラス会費が紛失したことがあって、その金のことをいっているのであった。彼女は当時、被害妄想と幻聴を症状とする精神病を初発し、その後、全快して、一、二回不安状態に陥ったことはあったが、今回の再発までは一応普通に社会生活を送ってきた。今回の再発も表面的には些細なことである。会社で仲の良かった同僚が結婚することになり、その仕事が彼女にかぶってきて忙しかったくらいのことしかない。彼女は控え目な目立たない娘で、しかも内心では仲間からの疎外感に始終悩んでいた。彼女の一〇年前の病的な体験が、現在のことのように生々しく再現したのについては、一〇年前と現在との情動的状況に共通する点があったに違いない。これは内閉性想起（エクムネジア）と呼ばれる現象である。

統合失調症は一度発病すると、それが治った後に再発しやすい傾向を残すことが一つの特色である（第Ⅱ部、7章参照）。これは〔症例5〕のXさんの場合にものべておいた。ここにも経験の履歴が後に痕跡を残したと見られる例がある。精神病は記憶の病気であるというような言葉が、ある意味の真理を語っているとすれば、それはこのような症例の場合であろう。精神病モデルとしてのべた覚せい剤中毒ザルにおいて、薬を中絶して二ヵ月もたってから、薬と同じ条件で食塩水を注射したら異常行動が再発したという実験を思い出してほしい。

強烈な情動的体験ならば、いつも深い痕跡を後に残すかといえば、そうとは限らないから不思議である。身も世もなく嘆き悲しんで自殺をはかったほどのうつ病患者が、病気から恢復すると他人事のようにけろりとしているのをみると、これ程痕跡を残さないというのも、また違った意味で病的だと思わざるを得ない。

既に何度かのべたように、私は精神「病」という概念を、それがからだ（脳）の病気と因果的に結びついていると想定される場合に限って使いたいと考えている。そこで生物学的な異常（病気）と称するのは、躁うつ病の場合には生体のリズムの乱れとして、統合失調症の場合には生体の記憶の異常としてあらわれることが主な障害であると考える。ここにいう記憶とは、意識される記憶やコンプレックスのような精神的現象ではなく、その根底にある生物的な履歴現象を意味している。〔図2〕（P.93）に模型的に描かれている反応の諸型式のうち、3（統合失調症）と4躁うつ病は、共に生体に内在する機構（図中に斜線で示される部分）の発動を考えないと、理解できない。

クレペリンが早発性痴呆の疾患概念をつくった時、精神病像とその経過を併せ考慮したことを、生物学的な言葉で言いかえると、生体記憶過程の異常を想定したことになるというのが私の意見である。この意味からすると、薬物依存や心身症は病気である。強迫神経症もその一部はやはり病気であろう。そして、それぞれの病気の特色は、それぞれの記憶過程がどのような異常であるかにかかっており、その科学的な解明は、全く生物学的な領域の問題として取扱われる。

最近三〇年間に、記憶の心理学は著しく復興して、これまで一まとめに記憶と呼ばれていた内容にも、いろいろ異なった種類があることが分かってきた。名前や数字や知識の一般は字引に載せて引き出せるようなもので意味記憶と呼ばれ、反復学習することによって記憶にとどめられる。それに対して個人の歴史はただ一回の経験で心に残り生活史記憶（エピソード記憶）と呼ばれる。この二つは言葉で説明できるので陳述記憶としてまとめられる。一方、歩行、水泳、自転車乗り、さらに日常習慣になっている行動のパターンは手続き記憶と呼ばれて、意識せずに行われ言葉で説明することができない。

神経生理学では、陳述記憶が主として大脳、特に側頭葉の働きであるのに対して、手続き記憶は脳幹神経核と小脳の働きであるとされている。テニスのイメージ・トレーニングの際に、小脳の局所血流増加つまり機能亢進の著しいPET画像を見せられて感心したことがあった。

これらは長期記憶であるが、それと短期記憶との中間にあって、行動の必要な間だけ維持されて終わると消去されることの必要な働き記憶（作業記憶）と呼ばれる重要な機能もある。動物では「おあずけ」遅延学習として実験される。これを維持できないと注意が散漫となり、消去ができないと保続、くりかえしがあらわれる。これは前頭前野の機能とされ、神経伝達物質の一つであるドーパミンの作用と関連している。統合失調症の機能障害をこれに関係づける仮説が注目されている。

脳の科学と並んで急速に発展してきた分子生物学は、遺伝情報の保持と伝達の機構を見事に解析し、免疫情報も同じような線に沿って解明されてきた。残る大問題は神経情報の学習と記憶である。現在この線の研究戦略の手がかりになると思われるのは、ストレスや薬物刺激によって早期遺伝子応答が引きおこされることである。私たちはストレスの反復が履歴現象を、薬物の慢性投与が逆耐性現象をおこすという事実を知っているが、遺伝子応答が蛋白合成の変化を伴うことによって、長期記憶の神経可塑性の基盤となる仮説を探る研究は魅力的である。

9　臨床研究としての精神生理

生物学は、個体の精神・神経活動を、遺伝子から脳に及ぶいくつものレベルにわたって、物質（化学）、機能（生理）、構造（形態）の三側面から、それを大きなシステムとして理解しようとしてきた。さらに個体の行動は環境との関わりで社会生物学として研究されている。個人の精神障害は普通は社会生活の中にあらわれる。その出現に至るまでの長い連鎖過程の中で、精神生理は要（かなめ）ともいうべき領域である。精神病理も治療的働きかけも機能の変化を通じて知る時に、本当の理解に近づくことができる。第Ⅰ部でのべた機能障害という見方がここに生かされてくる。

精神生理の研究とはどんなことか、いくつかの実例を挙げて説明しよう。誰でも梅干しのことを思うと口の中に唾液が出てくる。菱山珠夫氏はこの現象を使って面白い実験をした。慢性統合失調の患者に梅干しの話をして、唾液の分泌を測るとほとんど出てこない。分泌量は、口の中に小さい脱脂綿球を入れておいて、後で取り出して目方を測れば分かる。梅干しの実物を見せても分泌は少し増えるだけである。最後に梅干しのかけらを口に入れると、今度は正常と同じように分泌がおこる。これは味覚刺激と唾液分泌との間の連絡回路が正常に機能しているのに、言語刺激とこの回路との間の連絡に故障があることを示す。この話を条件反射のパブロフが聞いたなら、患者には、第一次信号系と第二次信号系の分離があると言ったに違いない。患者との会話で話が通じ難いことがあるのは、こんな障害と関係しているのであろうか。

菱山氏はまた音響遮断テストという実験をした。騒音刺激がくる前に高低二種類の予告音が鳴るように仕掛けてあって、手許のレバーの右左への倒しと予告音の高低が一組ごとに別に組み合わされている。その組み合わせを早く見つければ騒音を避けることができる。もし騒音がきたらレバーを反対に倒せば消える。統合失調者は知能が低いわけでもないのに、このテストの成績が低くて、間違いをくりかえしやすい。このような簡単なテストでもその成績は無気力、無感情などの陰性症状や社会的適応度の低さと相関していた。

一般に動作性検査といわれるものにはいろいろな種類があって臨床に使われている。そのうちの連続パフォーマンス・テスト（CPT）は、例えば文字列の連続の中からABが出てきたらボタンを押すことを求めて、注意の持続、集中の検査をする。また、ウィスコンシン・カード・分別テスト（WCST）は、トランプの見本の形、色、数の基準のどれかに合わせて札を並べさせるテストで、結果は正誤しか教えられないので、被験者は正答が得られるまで模索することになる。これは菱山氏の騒音遮断よりも難しい。しかもテストの途中で予告無しに基準が変えられるので、その時には対応を切り替えなければならない、この転換に障害があると誤りの保続があらわれる。統合失調症者や前頭脳傷害者ではこのテストの成績が悪く、統合失調症者では正常者と違ってテスト中に前頭脳の血流増加が見られないことが報じられている（ワインバーガーD. R. Weinberger による）。これは一種の働き記憶の異常とも考えられる。

課題に対する精神的な応答を調べるには脳波のような生理的指標を使う必要がある。丹羽真一氏とその共同研究者は、脳波を記録しながら、頻度の多い低音のパルス刺激の間に頻度の少ない高音の刺激をランダムに混ぜて、高音を目標として頭で数えさせ、音に対する誘発電位を測定した。このような課題に対する反応を事象関連電位（ＥＲＰ）と呼ぶ。ＥＲＰの経過の内で、ｐ３００と呼ばれる刺激後３００ミリ秒付近にあらわれる陽性電位は刺激の評価や判断に関連する現象と考えられているが、統合失調症者では目標音に対するｐ３００の振幅が正常対照者よりも低かった。斎藤治氏によれば、患者の同胞ではその振幅が患者と正常の中間だったという。このような微妙な反応にも異常があらわれるとは驚きである。なおスキー・ジャンプの踏み切りにあてられる時間幅（time windows）は２００ミリ秒付近にあるそうである。

精神機能の生理的研究には、上述のような微細な電子情報にもとづく還元的な分析の方向だけでなく、単純な機能成分の構成による総合的な方向も必要である。それも臨床の実践には役に立つように思われる。常識心理学にいわれる「知・情・意」の基本的機能を組み合わせた時にも、精神機能の大要を捉えることができるだろうか。

私はこの考えから「簡易精神生理テスト」というものを考案した。それは単純反応時間（ＳＲＴ）と自律系のストレス反応（ＡＳＲ）と乱数生成テスト（ＲＮＴ）の三つを組み合わせて、それぞれ

（意）、（情）、（知）の末端機能を表すものとした。（ＳＲＴ）は、物差しを落とした時にそれを捉えるまでの距離で測り、落下法則の式で時間に換算できる、正常値は約20㎝＝２００ミリ秒。（ＡＳＲ）は血圧測定の際の心拍数の増加によって表し、正常値は約20／分以下。（ＲＮＴ）は「０から９までの一桁の数をできるだけ出鱈目に一分間書いてもらう」というテストであって、人間乱数は考えの推移の自由度ともみなされるから、完全乱数からの偏りを表す計算式からその程度を測る数値（ＤＯＲ）を指標とした、正常値は約１・０以下である。

こうして得られた三指標は精神生理地図測量の三角点のようなもので、正常者群の数値の平均＋１ＳＤを境界として正常と異常に分けると、統合失調症外来患者の85％が、その人たちの精神病理的な症状を全く知ることなくして、異常と判定された。しかも各指標の診断への寄与率は等価で、併用の効果は相加的に表れていた。だからといって精神病がこれで診断できると誤解しないように願いたい。これは障害性のテストであって症状による診断ではない。実際、上述の三指標には幻覚・妄想のような一番精神病らしい陽性症状との関連は認められず、陰性症状との相関が得られただけであった。

「陽性症状は患者に聞いてみれば分かるはずなのに、なぜ面倒なことをするのか」と言う人には、相手は答えないことも嘘を言う自由もあることを知らせてあげたい。ただし精神病にはこんな基礎的レベルにも客観的な機能障害があるという事実を、臨床上の判断や治療にあたって確認しておくことは大切である。その基礎の上に科学的な検索の道も拓ける。一方、主観的な陽性症状に相関を持つ簡単な客観的指標は得られるものだろうか。もしあるとすれば、それは自己照合機能や自他・内外意識の弁別の障害に表現されるのではないかと、私は考えている。それは何らか適切な描画法や巧妙な組漫画の読み取りの方法の中にも見出せるのではなかろうか。

前述の「バウム・テスト」（P.175）という簡単な描画法を用いて、正常者・患者、老若男女の千人くらいの経験によると、統合失調の陽性・陰性症状に関連する特有な画があるだけでなく、症状が良くなると画も正常化することが判った。私に「貴方の画は独特ですね」といわれた患者が「あぁ、天井が抜けている」と言って服薬を承諾したことがあった。

また上述の簡易テストの中の知の指標である人間乱数の成績の意味は、被験者には判りにくいので、近年「パプスの問題」という簡単な問題も取り入れた。それは「九リットルと四リットルの二つの容器を使って、六リットルの水を汲んでください」というものである。この問題はやさしそうに見えても融通をきかせないと解けない。正常人は一〇分間かければ九割が正答できるのに、患者では解けないことが多い。できなければ解答を教えて要領を説明すると、自分の頭が堅いこと、こだわりが多いことが理解される。

第Ⅳ部

1　精神科治療の目的と種類と効果判定

精神障害の治療では、医者のやることと素人のやることの境目がとかくはっきりしない。治したいという熱意さえあれば何とかなるというような希望的な甘えや、社会を治せば病気も治るはずだとかいうような勇み肌は、そこに止まる限りいつかは裏切られるものだが、これがなければ治療そのものが成り立たないことも真実である。

気落ちしている友達をなぐさめ励まし、何で悩んでいるのか相談にのってやり、力をかせるものなら助けてやり、不安を静め、気分を和らげる方法を考えてあげる。こういうことは誰もができることであり、実際にしていることである。

家庭では親が子供に、学校では先生が生徒に、社会生活では先輩や友人や同僚が、多かれ少なかれ、精神的な問題の助言者となっている。専門化した職業者として、種々の相談員、保健担当者、心理相談・療法家、矯正指導員、宗教家たちもこの仕事にたずさわり、身の上相談はいろいろな形式で世の中に行われている。精神科医療はこの大きな問題の中で、どのような立場に立って、どのような方法で、どのような役割を果しているかを考えてみよう。

さて、不安をもち悩みをかかえている人にとって、同情し力づけてくれる他人がいることは、普通にはうれしいものである。もっとも「気にするな」「くよくよするな」「気持ちを変えなさい」「がんばれ」といわれておさまるようなら、はじめから問題はないのであって、このきまり文句は気にしている当人にとっては実にナンセンスなばかりでなくかえって負担にもなる。とは言うものの、慰めてくれる人がいるということは意味のあることである。支持的な「精神療法」の最も素朴な形がここに見られる。

これは明らかな精神異常に対しても有効なことがある。福沢諭吉の「福翁自伝」に「発狂病人米国より帰来」という一節がある。仙台の書生が発狂して横浜に帰されてきた。当時、仙台藩は朝敵になっていて、「病人は人を疑う病症を発して、飲食物に毒があると言って一切受け付けない、……餓死のおそれがある」ので、福沢の塾に連れてこられた。「来たところでまず取り敢えず久し振りと言って茶を出して、茶も飲め、ついでに飯も食えと勧めて、それから握り飯を出して、私も食べるから君も一つ食べなさい、……毒はないじゃないかと試みたところが、ソコで食い出した。……食気は回復したが、昼夜番がいる、そこには薩長の官軍の書生もいて、それらが朝敵の病人を助けて看病した」。これはその後、時に注目されることのある留学生発病者の最初の治療例だろうか。

次に、誰もが聞くのは、「なぜ、そんなことを気にするのか」という言葉である。何を悩んでいるのか他人に話すことができて、そういうことだったのかと聞いた人も納得し、適当な処置がつけられるようならば、これも問題はない。ところが、他人に言われない事情があって、話せないところに悩みがあるのだというのがむしろ普通であり、さらに、自分では悩みの種だと思っていることが、単に自分で自分をとりつくろっている表面的な理由だったりすることもある。このような場合、表向きの悩みを処置したところで、一向に悩みや症状がなくならないのは当然であろう。

自分の悩みの原因を本当に理解した時には、悩みは解消するものだという意見は古くからある。フランスの諺に「すべてを理解することは、すべてを許すことだ」というのがある。他人に対する怒り、うらみつらみも、相手の気持ちがわかればこちらの感情も和らぎ、喧嘩はおさまるように、自分の不安もそのおこってきたわけを納得すればおさまってくるものである。

感情的な問題の解決を洞察にゆだねたのはフロイトの精神分析療法の最も重要な点である。彼はこの洞察を個人の生活史の幼児期体験にまでさかのぼって、自分の精神生活の深い理解を得ることが必要であると考えた。

ところが、洞察といってもそれにはいろいろの深さがある。またその洞察の正しさは何によって保証されるのかわからない。悩みの解消がその洞察の正しさを証明するものであるとは限らない。

ここでまた「洞察」とか「理解」とかいう言葉が何を意味するのかという古くて難しい問題があらわれてくる。子供や知能の低い人は、正常の大人のような理解に達することはないだろうし、精神病の場合に自分の精神状態について洞察に達することが難しいというのも事実である。フロイトをはじめ精神療法家の主張は主として神経症患者を相手にしてつくられたものであるが、すべての精神障害の治療を精神療法だけにたよれば良いというのは現実的ではないばかりか根拠もない。

一体、精神科医療は何を目的としているのだろうか、直接的には精神障害によっておこってきた社会的適応の困難さを和らげ、独立生活ができるように助けることだといえば、社会に対してそのように受動的な立場で、個人を社会のわくにはめてしまうことであろうか。どうもそうでもあるまい。家庭や社会の側に欠陥がある時、それに適応する人間を作るのが、精神科医療のつとめだとはいわれない。

前にものべたことであるが、自分で自分の生き方を決定していくこと——つまり自己決定——を助けるのが目的だという主張がある。だが精神障害の場合には、自己決定自体が妨げられている場合も多いのである。自己決定を助けて、そこから不幸が生まれてきた場合には、その不幸は当人の責任であり、その不幸は当人のその後の発展の契機になるはずだと主張する人たちがいる。この立場は、一見相手を真の独立人として人格を尊重しているように見えるが、当人に対してもまたその周囲の人々に対しても無責任な甘い考え方である。自殺したいという人に自殺をすすめる医者がいるだろうか。

相手を信頼して、寝ていたいという人は一日中寝かせておけばよい、といったとする。相手が不貞くされて寝ている場合には、いつかはおきてきて、馬鹿馬鹿しいことをしたと反省するかも知れないし、そんな時に周りからおきろおきろというとかえって不貞寝する傾向を助長するかも知れない。しかし、相手が現実離れして夢想の世界に浸っている精神病者だったら、彼は一生そのまま寝て暮らすだろうし、夢想はとめどなく助長されるだろう。この辺に、相手の状態を見分けて、それぞれに治療方法を考えなければならないという診断の重要性がある。

私は「自己」自体の病態がある場合には、「自己決定」は治療の基準にはならないと考える。ある時点である状況のもとで、「自己」が決定することが、他の時点で他の状況のもとで「自己」が決定することとちがうのはざらにあることである。「自己」は連続的ではあっても変化しつづけるものである。そしてそのどれもが当人自身であるのだから。相談者や医者は、当人のもっている可能性を見越した上で、それが最も発揮されるような方向に助力するべきである。これは「自己実現」と呼ぶのがふさわしい。

寝てばかりいる人をおこして、仕事や遊びの実生活の中に置くと、彼らははじめは自分の意志に反することのように思っても、その生活の中から今まで気がつかなかった生き方の可能性を見出す場合がある。こうして、本人自身で、新しい生き方の道が自分にもあることを体験する時、その「自己」は変化する。

何事も経験、可愛い子には旅、当人はその中から自分をつくり上げていくだろうという期待、これが最も素朴な「生活療法」の基礎である。

生活訓練が自己実現に意味があるという生活療法の主張は、形の上では精神療法としばしば対立する。この両者は精神科医療の中だけでなく、教育や心理相談の中でも治療者の姿勢として対立的に取扱われることがある。だがこの対立は治療者の観念の産物で、現実に患者や相談者を相手にした時には、生活療法も精神療法も互いに補い合ってすすむものだというのがわたしの意見である。

「精神療法」や「生活療法」がその発症をそれぞれ常識の地盤の上にもっているとすれば、「身体療法」もまた長い生活経験の中に根ざしているといえる。酒は大昔から人類の嗜好の中にとり入れられていて、楽しく仲間とのみ交わす手段に使われた。そしてまた一方では、酒はうさばらしの種にも使われた。精神安定剤の原型のようなものがここにある。われわれは、酒を飲んだら何故精神状態が変化するのか、心理的に理解することはできないながら、気の遠くなるような大昔から、酒を飲んできた。

カフェインは茶の成分で眠気を去り軽い精神興奮作用があることによって用いられ、アヘンは鎮痛と陶酔の気分があることによって、旧大陸の住民に古くから用いられていた。これに対して新大陸の住民は、空腹をいやし疲労を忘れるためにコカの葉を噛み、またメスカリン（サボテン）、プシロシビン（キノコ）、リゼルグ酸（ヒルガオ）その他の幻覚作用をもつ物質を宗教的行事のために用いていた。これらの物質が向精神薬の一部として、幻覚剤として登場してきて、若者たちに用いられるようになったことは、現代人といっても心の底では古代人と余り変わらないことを示しているように思える。

薬物療法が本当の意味で精神科医療に用いられてきたのは、最近五〇年のことである。これによって精神科医療にも化学療法時代がきたかのようにいわれた。しかし、この意味は感染症にペニシリン、結核にストレプトマイシンというのとはちょっとちがう。薬物療法の効用はすばらしいが、これにも限界がある。精神科の医療は、精神療法と生活療法と薬物療法（広くは身体療法）の三本の柱をどうしても必要とするので、一本だけでは倒れてしまうもののようである。

身体療法の中で物理的手段によるものは、現在では副次的なものになっている。わが国では昔から患者を滝に打たせたり、ぬるい温泉につけたりした。西洋諸国でも水治療法が盛んに行われた。中には椅子にしばりつけて振り廻したりするような乱暴な方法もあったらしい。現在なお行われているのは、電気ショック療法や脳の手術であるが、その応用範囲は限られたものになっている。

薬物療法を中心とする身体療法も、その発祥は経験にもとづいたとはいえ、脳の生理学や化学の発展と深くむすびついて、近年急速に進歩してきたものである。精神科医療に用いられる薬は、時に精神安定剤ともよばれているように、表面的には感情の安定を目的にしている。だがそのような薬は一時をしのぐことはできても、薬漬けになっていれば反って害になる。現在の抗精神病作用をもつ薬物は、自律神経機能の遮断という経路を通じてその中枢作用を開発したものが多い。

精神科の医療が精神療法と生活療法と身体療法の三本柱の上に立っているというのは、どんな精神障害でも多かれ少なかれこの三つの方法の統合が必要だからである。もちろん患者の状態によって、相談者や治療者の種類によって、そのうちのどれが主な治療法になるかは違う。しかし成り立ちの違う三つの療法が一人の患者に必要だというのは、三者に共通項があるのか、目標を同じくすることがなければならない。私はそこに考えや行動の選択の自由の働きを考えている。精神療法は、こだわりを晴らし、まとまりをつけ、気持ちを明るくして、自由の拡大を目指している。生活療法は不自由な生活習慣のなかに新しい経験を覚えさせ、その蓄積の上に活用を図ることによって不自由度を減らす。薬物療法は考え方の転換を容易にすることと不安の沈静をもたらすことによって、やはり不自由を軽減する。こうしてすべての方法は心の働きの自由を拡大することに集中すると考えられる。

治療は効果の確実なものでありたい。近頃、実証にもとづいた治療ということが強調されるようになったのは当然で、単に治療費の保険払いのためだけではない。それに精神科治療が三本柱の上に立つというなら、個別の治療がどれだけ効果をもたらしたのかを示す必要もある。総合効果なら示せるがそれでも長期の大仕事になる。そのような例として、群大精神科の生活臨床（P.120、P.128（図3））をあげよう。それは統合失調症による入院の五年間全員一四〇人の集団（コホートとよぶ）の前方視的な長期転帰調査である。図3はその二五年間の社会生活追跡成績で、約六割の患者が自立かそれに近い適応を得たことを示している。この成績は外国でなされた類似の調査と比べてもひけをとらない。他の在来治療との比較には対照になる集団が欲しいがそれは得られない。それでもこの病気の予後は進行性の荒廃になるという一般の通説を打ち破るだけの意義はもっている。

2　精神療法

精神療法という言葉には精神修養を連想する道徳臭があって、心理的技術による治療法を呼ぶにはふさわしくないというところから精神科医の中でも心理療法という名前が提唱されたことがあった。心理関係の方々は昔から精神療法といわず、心理療法とよんでいるのに、精神科の医者たちにはそれが何となくなじめないらしくて、いつの間にかまた精神療法という言葉の方が定着してしまった。

私が思うには、このことは精神科医の縄ばり根性から出たものではなく――多少はその傾きがないわけでもないが――、もっと深い意味をもっているように思う。道徳臭を嫌ったのは、わが国につよい価値規範から離れて、押しつけやお説教ではないことを強調したかったためであろうが、精神障害をもつ患者の悩みや苦しみが、単に心理技術的な操作によって解決されるものではなく、当人の生き方の全体、価値意識の体系、生と死の意味と深く結びついているので、そのことを臨床の場で実感している精神科医にとっては、何となく物足らなかったためであろうか。

心理操作、価値意識、人間観の問題はこの本の枠を超えるものがあるから、平凡な例と少し珍しい例をあげて具体的に説明しよう。

〔症例24〕ある若い会社員Kさんが、「頭がくらくらする、心臓の動悸がして困る」といって外来にやってきた。内科医にもかかって、神経性のものだといわれ、精神安定剤をもらったが中々よくならない。私も一応身体的な診察をしたがそちらは何ともないようである。どんな仕事をしておいでなのかと色々聞いてみると、この人は元来地方の出身なのだが、父親の仕事をつぐのにあきたらなくて、東京に出てセールスマンとして身を立てようと張切っていた青年であった。仕事では誰にも負けないという自信があるし、ノルマを超えることに生き甲斐を感ずるというモーレツ社員であったようだ。酒は附合でよく飲むし、日曜には必ず草野球のメンバーになる。要するに明朗で活動的な青年なのである。

ところがこの人の調子が狂ってしまったのは、彼の働きぶりが認められて、セールスの第一線から本社に配置換えになり、二〇人ばかりの販売員たちを指揮監督する立場になってからである。普通なら余計に張切ってしかるべきなのに、彼は自信を失い、気が抜けたようになって、何をやっても味気のない気分に陥ってしまった。ある日、酒を飲んだ後で急に動悸を覚え、自宅に帰ろうとして強い目まいを感じ、以来身体の不安から離れられなくなったのだという。

私は職業柄患者から仕事の話を聞くのが好きである。診察室に座り込んでいても、こうして結構社会勉強が出来るのは有難い。彼の話をきいていた私が釣り込まれて、「なるほどねえ、そりゃスランプになるわけだ」というと、彼はきょとんとした後で急に笑い出し、「ああ、先生に一杯食わされた。病気の話の代りに商売の話をさせられた。うまいもんだねえ」という。私は何もこの有能なセールスマンをだますほどに口がうまくはない。勘のよい彼は、自分自身でしゃべっているうちに、身体の不安症状のもっと奥に、さらに大切な生活の転機がおこっていることを漠然と把えたようであった。

その後、何回かの面接から、この青年は、自分がこれまで本当の意味でまだ一本立ちになっていなかったこと、人にいわれた仕事を果すのに喜びをもつというのは依存的な性格のあらわれであること、親の許を離れて上京したのは、独立心のあらわれではあるけれども、母親との結びつきがわずらわしく思われた点もあること。そして若い女性に関心がないのは、多分それと関係がありそうだというようなことが浮び上がってきたのである。多少とも独立した自主的な仕事が、自分を何故不安に陥れたのであるか。そんな時に偶々経験した身体的な不安症状が何故自分をこれほどまでに震駭させたのであるか、一体、自分はこれから先、何を目標に生きていったらよいのだろうか。

この明朗で単純なKさんは、二八歳にもなって、身体的不安を契機として、はじめて人生問題に逢着したように見える。私はこの人に何も薬を与えなかった。彼の方でも薬をくださいとはいわなかった。

〔症例25〕Bさんは四五歳の会社員の女性。統合失調症の発病は二一歳だが現在は安定期にあって一応寛解状態にあり、現職は勤続一五年になる。二〇歳代は不安定期で再発が数回あり、入院は一回。生活臨床による生活類型は能動型で、結婚願望にからんだ弱みが症状再燃のきっかけになることが多かった。生活療法と薬物の少量の維持量で生活は軌道に乗ったと思って、しばらく治療が中断していたある日、母親に連れられて来院した。彼女は高調子で取り乱し、纏まらないことをしゃべりまくる。私は、これは珍しく再発かと直感した。母親によると、昨夜興奮して、母が自分を殺そうとしていると警察に一一〇番したので、来訪した警官には受診を説明して帰ってもらったという。

Bさんの話をまとめると「世界中が大変なことになって、戦争がおこりそうだ。電波でいろいろな指令がきて、私も出かけなければならない。自分が犠牲になって世界を助ける」という。これでは型にはまった世界没落妄想である。彼女らしくもない妄想だといぶかりながら、近頃には珍しくなった大妄想の物語を三〇分ほど聞いていただろうか。

その内に話があまりに紋切り型なので馬鹿らしくなって、〈あなた本気で言ってるの〉と聞いた。彼女はぐっと詰まったかと思ったら「嘘っそう」と言って黙ってしまった。

これにはこちらも呆れて、しばらく黙って様子を見てから、〈あなた疲れていますね、薬をあげますからお休みなさい〉と目の前で薬を飲ませた。これで妄想が治ったと思って家に帰したら必ず再燃するから、ここは薬でおさえなければならない。私は増量した抗精神病薬の一週間分と一ヵ月間の要休養の診断書を渡して帰した。

彼女は一ヵ月後に職場に復帰して以後無事に暮らしている。薬は月一回の通院で続けている。妄想はこちらから聞きただすと呼び戻すおそれがあるからしばらく触れないでいたが、一年後に、もう大丈夫だろうと思って聞いてみたら、本人は妄想をよく覚えていた。私のところへ来た時には、スパイの本拠に行くのだと思っていたそうである。「嘘っそう」と言ったことも覚えていた。Bさん「でもあれ本当ですよ」私〈思ったのは真実だったのでしょう、けれども事実ではなかったみたいね〉。

このような大妄想が、治療者の一言で消え失せるのはわりに珍しいことではあるが、言葉にはこのような力があることも銘記すべきである。これにはタイミングが重要で、Bさんはたっぷりとしゃべっている間に、自分で自分の話をうさん臭く感じてきたのではなかろうか。そこで何気なく発せられた私の質問にはっと我に返ったのである。

幻覚や妄想の出現あるいは消失は、人によってはBさんと同じく、回り舞台の変換かスイッチの切り替えそのままにおこるものである。新海安彦氏は、治療的面接や人々の会話の中に幻覚や妄想を誘発する言葉や刺激があることに注目して、それを「賦活再燃」とよび、それから抜け出させる方法を「正気づけ療法」と名づけた。例えば、新海氏の一患者が「皇太子殿下がうちに来られるはずはないのに、来られたので…」などと言いはじめた途端に、〈ほら、はじまった〉とか〈また、落っこった〉とか〈私の眼をごらん〉などと呼びかけて現実に引き戻すことをいう。この方法は微小再燃の頻発する傾向をもち、時にそれが粗大再発に結びつくおそれのある患者に、その病的な欠陥を自覚させ治療するのに適している。

精神療法の達人はこのような契機をつかむことがうまい人である。相手の気持ちがよく分かるのは多分に天性のしからしめるところで、私のような凡人が下手に真似するとやぶ蛇になるのが関の山である。ただし面接の訓練は誰しもが心がけるべきものであって、そして患者は時に最上の教師となる。

上述の二人の例は、精神療法がかかわる二つの課題、すなわち生のあり方と心のからくりの問題を示すものであるが、すべての精神療法と精神療法的事態は、多かれ少なかれこの二つの課題を異なった形でとり上げている。

幻聴や妄想に悩まされている患者に、認知・行動療法という技法が有効なことがある。他者からの声や行動の支配と思われるような体験も、よく吟味してみるとそれは自分の考えや内言語と通じ合っており、また気持ちの先取りや過剰な心配りなどに絡んでいて、不安気分や緊張・過敏の状況に関連しておこることが判ってくる。そこで質的に異常な体験も正常な体験から量的な段階をへてあらわれるものであることを理解させ、おこりやすい状況を避けたりそれに慣らしたりする工夫や経験をさせるのが治療となる。原田誠一氏らは、「患者・家族向けの幻聴の治療のためのパンフレット」を作って、この方法を広めている。

森田正馬氏の名のもとによばれている森田療法は、強迫神経症の患者によく行なわれる治療であった。この人たちは過度に良心的で強力な意志の持主であり、しかも気が小さくて、自分でも馬鹿馬鹿しいと思うようなことに悩んでおり、適当に物事を処理していくことができない。彼らは神経質者といわれる。森田氏はこれらの人々に強迫症状のおこる理由として、ヒポコンドリー基調と精神交互作用ということを指摘した。ヒポコンドリー基調とは、病気がこわい、欠点があっては困る、命が惜しいというような基本的な傾向で、生の欲求のあらわれであり、精神交互作用とは、注意を集中するとそれが余計に気になるという増幅作用のことである。それ自体は誰にでもあるこれら二つの要因が、神経質者には特につよいので、疾病恐怖や詮索強迫などをおこすのであるが、森田療法は臥褥期、作業期などの生活規正を行う過程で、自己の苦悩に直面させ、心の「とらわれ」を自覚して「あるがまま」に生きていこうとする態度を養おうとする。この間に師の指導、療友の体験談などが心の転機を助けることになる。ここでは生のあり方の自覚と、心のからくりの認識が分ち難く結びついており、精神療法的技術は生活療法の一部となって行われている。

フロイトにはじまる精神分析やその後に発展した多くの力動的精神療法では、心のからくりの解析と精神療法場面における治療者・患者間の精神的交渉が精緻なまでに洗練された形をとり、精神療法の代表的なものとなった。

フロイトの精神分析の基本的な内容は、多くの本に記されているから、ここにはあらためてのべないが、不安のもとにかくされている無意識の体験の役割と、それが心の発達史の中で占める位置についての見解は最も重要な眼目であると思われる。葛藤の処理にあたって、人々は抑圧、昇華、反動形成、合理化、同一化などのさまざまの心的防衛機制を働かす。精神分析は患者の心的過程を類型化してとらえ、面接で治療者・患者間におこる感情的交流が、患者の生活史においてパターン化された感情的反応の転移現象であることを指摘して、その治療上の意義を明らかにする。また夢や自由連想やロールシャッハ・テストなどの投影法の解釈やそれらを治療上に活用する仕方も精神分析がはたした寄与といえるだろう。

しかし精神分析やその後の力動的精神療法は、生のあり方や生の意味について何もいうものをもたない。フロイトはリビトーの発達形態を詳しくのべて、エス、自我、超自我というような精神構造モデルを描いてみたし、ネオ・フロイト派の人たちは、対人関係や社会と個人の問題を中心において基本的な安全感や自我同一性の保持をもって、精神病理を説明した。

これらの概念を方法概念として使って、いろいろの精神病理を切った時、そこにあらわれた鮮やかな切り口は私どもに精神構造のあり方を見せてくれる。しかしそれらは、私どもの生のあり方の全部ではない。なるほどその切り方をすればそのように見えるが、別の切り方をすれば別の切り口があらわれてくるはずである。

力動的精神医学はたしかに精神病理の多くの面を明らかにしてくれたし、その理解にもとづく精神療法は自己の全一性を獲得するための力となったけれども、精神医学と精神医療の領域は、それだけで尽されない拡がりをもつものであることも否定できないのである。

二〇世紀の中頃に米国では精神分析が全盛を誇った時期があったが、その後は薬物療法を中心とした生物学的治療とリハビリテーション活動の発達にともなって、精神科医療は大きく変貌した。このような流行的変動はわが国をふくむ他の国々では見られていない。

3　生活療法

「生活療法」という言葉はあまり聞きなれない言葉かも知れない。それは、仕事や遊びや日常生活の仕方の中から、自分の行動の得手や弱点を会得して、社会生活をうまく送れるように訓練してゆく方法をいうのである。この治療法は、生活指導（関根真一氏）や作業療法といわれたものから発展してきた。もっと昔にさかのぼると、人道的（道徳）治療 moral treatment といわれ、患者の人権尊重や開放看護の精神から発している。私は生活療法の英訳としては life-oriented treatment を用いてきた。

作業療法というと、仕事ばかりするのが目的のように受取られ、ここにのべたような治療の主旨や実態から離れてしまうので、小林八郎氏が昭和三一年につくった生活療法という言葉が、いつかわが国で広く使われるようになった。狭い意味の作業療法はその中に残っている。

治療の手段として利用される仕事や遊びやいろいろの行動は、生活の状況に応じて何であっても良い。家庭では身の廻りの始末から料理、洗濯、掃除、買物、病院なら室内、室外の仕事、紙細工でも電気部品の組立てでも、また農耕園芸、動物の飼育でも、また事務の手伝い、雑誌の編集、仲間の教育でもよい。遊びなら碁、将棋のような室内娯楽からスポーツの各種、俳句や短歌、読書のサークル、歌も踊りも結構である。昔、私は遊び療法を提唱したことがある。

これらはすべて患者の生活の場をひろげ、生活に変化を与えるとともに節度とリズムをもたせる意味をもつのであって、何よりも物事に対する関心と興味、そしてまた他人とのつき合い、感情的交流をつくり出す機会を与えるところに第一の意味がある。

このような場と機会に、患者は行動の得手不得手をあらわす。障害のあり方をあげるならば、現実生活に対する関心の減少や物や人に対する見方の偏り、持久性のなさや影響されやすさ、感情コントロールの不適切さ、他人との交渉のまずさなど、そして不安に陥ると、人々はその個人に独特の症状をもって反応をおこす。自分の欠点は自分自身では中々わからないから、治療者がその場で注意したり転換を促したりして、当人が自分の行動のくせを会得するように導いていく。わかっていてもやめられないという場合もある。しかし失敗をくり返すうちにそれを予想して避けることができるようになり、また不得手なことも反復して学べば多少とも身についてこなせるようになる。経験の蓄積とその活用によって生活障害を減らすことが生活療法の第二の意味である。

精神障害で困ることは、当人の社会生活がとかく円滑にいかないことである。病気をなおしてやれば、後は本人がしかるべくやっていくというようなわけにはいかない。だから実際の生活の中で、つまずきながらも実地に学習し向上していくという方針をとることになる。なるべくなら病院生活はさせたくない。止むを得ず入院させるとしても、病院の中でも生活の学習を続けさせたい。

身体の病気でも、治りましたからさあ普通に暮しなさいと簡単にいえないことが多いのは誰でも知っている。骨折や結核の例を考えても、社会復帰のためにはある移行期間が必要で、半身不随やリューマチのような慢性病では、障害をもったままでのリハビリテーションが行なわれている。まして精神障害では、治療とアフターケア、社会復帰訓練とが分かち難く結びついているので、社会内での学習はとり分けて強調される必要がある。

社会復帰を、社会に受動的に順応することだけだと考えると、生活療法は保守的で体制に奉仕する活動だなどといわれてしまう。生活療法の目的がロボットのように唯々諾々と働く人間をつくり出すものだと誣いるのは、下司のかんぐりというものである。私は社会適応よりも生活参加という言葉を使って次のように考えている。当人のもっている生活の可能性が社会の中で十分に発揮できるようにすること、この意味において生活療法は社会生活をうまく送るための訓練だというのである。これが前にのべた「自己実現」で、生活療法の第三の意味である。

生活療法についていわれていることは、ひどく常識的なことなので、療法などとはおこがましいと思う人があるかも知れない。しかし、精神障害者に対してそれをうまくやるためには、治療者も十分に現場の訓練をつむ必要がある。私が生活療法に目が開かれたのは、「欠陥」状態とされていたK・Mさん〔症例22〕（P. 186）との経験に発する。それは、私に対する彼女のかすかな反応をきっかけとして、当時唯一の身体的治療法だった電気ショック後の短い自発性活性化を手がかりに、生活指導と訓練を積み重ねた結果、四年後に退院にまでこぎつけることができたのである。

〔症例26〕は、もと通訳をしていた三十男のHさんの話である。彼は入院後三年間、病室でごろごろ暮らしていて、いくら私が室外作業に出ることをすすめても動こうともしなかった。ある時、同じ病棟の入院患者で高校生のM君がフランス語を習いたいといっていたのを聞いて、私が昔使った教程本をM君に貸し、「Hさんに教えてくれと頼んでごらん」とすすめてみた。そして夜の勉強のために診察室を使うことも許可してやった。半年以上もたった頃、Hさんがやって来て、「病院の患者図書室の出納係をやらしてくれませんか」という。私がびっくりして「今まで何でもいやだといっていたのに、どうして仕事をする気になったの」と聞くと、彼の答えは次のようであった。「私はこれまで自分が何も出来ない人間だと思っていました。（この言葉の背景には彼の長い悲痛な経験があったのだが）ところがM君がやって来て、毎晩フランス語を教えろ教えろと言うもんだから、ABCから少しずつ教えているうちにとうとう本を一冊すませてしまいました。その時、私にはまだ出来ることがあると気がついたんです、そしたら先生に仕事しろ仕事しろとすすめられたのを思い出して、自分でも図書係ならやれそうだと思ったんです」私はそれまでHさんにただ仕事しろとすすめていたのを恥じると共に、他人に与える行為というものが、どれだけ自分のためでもあるかを悟ったのであった。私は、このようにして生活療法とは経験の蓄積を活用することであることを患者から少しずつ教わっていった。

仕事に対する動機づけは他人との人間関係の中からも生ずるが、もっと単純な報酬が仕事から得られることによっても力づけられる。長い入院生活は仕事によって報酬を得るという社会生活の習慣さえ失わせる。そのような時、若干の報酬は失われた自発性を引き出す鍵となることがある。我が国の多くの精神病院や共同作業所で、患者の作業に対して若干の報酬を払っているのを、単に労働の成果に対する代価だと思ってはならない。

生活療法には運動や技能と結びついた身体的側面と、自分の得手不得手を会得するという心理的側面と、他人と交わり社交的にふるまうという社会的側面とがある。運動や技能に重点が置かれると狭い意味の作業療法となり、職業につくための訓練の意味でなされると職能療法ともいわれる。これは身体障害者のリハビリテーションと同じことである。ただし精神障害者の作業療法では、心理的・社会的な側面がはるかに重要なものとなり、精神科の作業療法は、作業活動を手段として行う精神療法であるという人があるくらいである。一方、生活療法の本質を患者の周りに人的物的な意味で治療的雰囲気を作り出すことにあるとして、環境療法とか社会療法という言葉がよいという人もある。こうなると生活療法はすべての治療の背景や基盤作りと同じことになって、かえって生活療法に特有の治療理念をぼかしてしまうことになりかねない。

生活療法の内容は、一般の人々はもとより精神科医によっても随分異なった意味に理解されている。そのための誤解も多い。その理由の一つは、生活療法は文字通り生活の多様性の中に生かされているので、生活療法に携わる人々は各自の経験の上に立って、自分のしていることが生活療法の全体と判断しがちなためである。私は生活療法の種々相をのべながら、それらに共通する治療理念を明らかにしていきたいと考える。

精神病院では、昔から患者にいろいろな手仕事や室外作業をさせている。それを見てそういうことをさせるのが生活療法だと思っている人がいる。実際に、入院患者の多くの者には、規則正しい生活や作業の習慣をつけることが必要であって、退院後、社会復帰し家庭生活や就職をするためにも、労働の訓練は生活療法に重要な要素であるが、労働することがそのまま生活療法になるわけではない。

まして労働に対する人々の気持ちが変化してきて、額に汗する喜びが重んじられない時代になってくると、精神病院での作業療法が強制労働の一種で、労働収奪を医療の名の下に行う犯罪行為だと告発する人さえもでてくる。作業療法は上にのべたような治療的意図で個人に応じたやり方で行われない限り、ややもするとこの告発にふさわしい事態がおこりかねない。残念なことだが、わが国では作業療法に対する不適切な人員、報酬の制度や営利的な経営の精神病院が作業療法の本質を乱すようなことをする例が少なくなかったので、作業療法に対する世の誤解を助長してしまった。だからといって、作業療法の本当の姿を見失ってはなるまい。

仕事と共に重要なのは、仕事は普通他の人々と協同して行われるという集団療法の側面である。病院や院外の社会で共同作業所の中で、精神障害のために孤立して暮らしている人々が、小集団の中で一緒に仕事をすることが、どれだけ自分と他人を結びつけるきっかけをつくり出すかわからない。患者をフォークダンスの環の中に加えようとして、外から入れ入れといくら励ましても駄目な場合にも、皆が手をつないだ環の一つを開けておいて、さあいらっしゃいと内から呼びこむと、わりに抵抗なく環に加わることが出来るものである。これは集団の場の力の最も簡単な例であろう。

行動療法というのは〔症例20〕の自閉症児についてのべたように、基本は学習理論にもとづいて、条件づけの方法によって問題行動や症状を直接に変えようとするもので、神経症の治療にはじまり、自閉症などの患者に対しても行われている方法である。夜尿症の子供のお尻の下に、電極の入ったおむつを敷いて置き、尿がちょっともれると電流が通じて目覚ましのベルが鳴るような仕掛けをつくっておく。粗相をする度にベルが鳴って目を覚まさせられ、便所につれて行かれる。そのうちに尿意を催しただけで目が覚め、自分でおきて便所に行くようになる。これを生理学的に説明すると、無条件刺激のベルで覚醒という反応がおこるが、この無条件刺激の直前にはいつも尿意と排尿が先行するので、これらは条件刺激として働いたことになり、尿意と覚醒の間に連合条件づけ（連合学習）が成立したのだと解釈される。これはパブロフ型条件づけを利用した寝小便の行動療法の一例である。行動療法はこのように単純な生理的学習ばかりでなく、行動の後に与えられる報酬や罰によってある行動が強められたり弱められたりすることの学習（報酬や罰は心理的な意味ではなく行動を増強または抑制する刺激という意味で強化刺激と名付けられ、このような学習をオペラント型条件づけまたは偶縁学習――偶然の機縁による学習――contingency learning とも呼ぶ）を治療に利用する。行動学的接近の章でのべた病院の例（P.188）では、クーポン制で報酬が与えられていたが、強化刺激は何も物質的なものとは限らない。励ましや賞め言葉、ほほえみ一つでも当人とその行動との結びつきが適当であれば、強化刺激となる。行動療法はこのような学習理論にもとづいて、積極的に新しい反応行動をつくり出したり、条件制止を用いて望ましくない反応行動を抑えたり、不安反応をひきおこす刺激に対して拮抗するような新しい反応を結びつけて逆制止をかけたりしようとする。

ここにのべたことは一般のしつけや訓練に見られる基本的な原理でもあるが、それを実験的に治療に応用すると行動療法となるといっても良い。

生活療法の現実に行われる生活の場は、行動療法のそれよりもはるかに広く複雑な社会の場であり、患者は、普通、集団の中の一人であり、生活療法は精神療法的な働きかけとも分かちがたく結びついているのが常である。けれども、もし生活療法に特有の理論的な基礎は何かといわれるならば、私はそれをやはり学習理論に求めたいと思う。その意味で、普通にいわれている行動療法は生活療法の純粋培養的な実験室的な試みといえそうである。

近年、全国各地で広く行なわれるようになった生活技能訓練（ＳＳＴ）と呼ばれる技法も、生活療法の一種である。元は米国のリバーマン（R. P. Liberman）たちによって提唱されたもので、その特色は、生活場面にあらわれる各種の課題をテーマにして少人数でやる寸劇形式で、対人交渉の役割演技（ロール・プレイ）を中心にもつところにある。そしてその経験の学習の効果を現実の生活に役立てようとしている。段階を追った課題の組み立て、役割転換にあたっての融通のつけかた、仲間から得られる手本など、考え方の基本はすべて行動療法にある。

生活療法が社会生活をうまく送れるように訓練することを目的としている以上、生活療法の行われる主な舞台は病院の外の社会でなければならない。わが国では、病院に入院したままで外の職場に働きに行き、夜は病院に帰って泊まるという形式――ナイトホスピタル――が広く行われた時期もあったが、これが本当に治療的に実行された病院は少ない。

在宅のままで通院しながらの生活療法あるいは生活指導は、デイホスピタルとして、病院、外来診療所や保健所、精神衛生センターなどで各地に行われるようになってきた。この形式の治療が円滑に行われるためには、医療法や労働法や生活保障に関する諸制度が実際に応じて弾力的に運用されると共に、病院の外に社会復帰のための諸施設がつくられる必要があるが、それはようやく近年、全国的に実現の運びになったところである。

統合失調症の章でのべたように、この病気の患者の多くは生活上のある事件にぶつかると、病的な症状で反応するくせがついている。それが患者の生活上の弱点といわれるものである。刺激となる事件は他の人にとっては些細なことであることが多いし、当人にとっても何に反応したかわからないのが普通だから、医者の仕事は患者や家族と共に症状のきっかけとなった事件をさぐることからはじまる。

症状形成についてのそのからくりがわかってみると、これは一種の条件づけられた反応に他ならない。はじめのうちは当人に特有な刺激が反応をひきおこすが、そのうちに刺激の汎化がおこって、感情的緊張や不安があれば何でも反応をおこしてしまう人もでてくる。この条件反応を消去しあるいは逆制止をかけるための治療の手続きは、本質的な点を問題にするかぎり、単純な行動療法と異なるところはない。刺激と反応の関係を生活の場面について指摘され、病的な反応以外の方法で問題を処理する可能性を教えられただけで、症状がなくなることもあるし、何度も似たような反応をくりかえすうちに、条件制止が成立して抵抗力が生じてくる場合もある。

Ｉ部で「異常と病気と障害」を区別したことに関連すれば、生活療法は何よりも生活障害の改善をめざした治療であり、患者本人の「暮らし下手」「生き辛さ」を助けるものであるといえよう。

次章にのべる薬物療法は過度な感情的反応をおさえると共に、過敏な条件反応を抑制することによって、生活療法と共同作用をもたらす。と言うよりも生活療法への導入が広く容易になったのは何よりも薬物療法のおかげである。

4　身体療法と薬物療法

精神科の身体的治療の中で、薬物療法が中心的役割をもつようになってきたのはその多面的な効果による。精神科医の用いる薬物を大きくわけると、感情的不安をしずめるための穏和な精神安定薬、精神病治療に用いられる抗精神病薬、抑うつ気分の緩和に用いられる抗うつ薬の三種があげられ、その他に昔からある睡眠薬、麻酔薬、特殊な目的のための中枢刺激薬、抗てんかん薬（抗痙れん薬）などがある。これらはまとめて向精神薬とよばれる。

世間の人々は、精神科の患者というと、今でも興奮したり騒いだりする様子を思いうかべるらしい。だから精神科の薬というと睡眠剤や麻酔剤のことをすぐ考える。昔はある程度までそれが本当だった。しかし患者をねむらせてしまっただけでは、目がさめるとまた興奮がはじまるし、相手が寝ていたのでは治療ができないから、これでは不十分である。

一九五〇年代になって、冬眠全身麻酔の外科手術の際に、自律神経系が過度に反応することを抑える薬の中に、意識を曇らせることなしに感情の沈静作用と意欲の活性化をおこす薬が見つかった。クロールプロマジンとレセルピンというのが初期の頃の代表的な薬で、前者は誰もが知っている色素メチレンブルーに似た構造をもち、後者はインドで昔から使われていた生薬の成分である。現代の合成化学の産物と草根木皮のエキスとが、相携えて医薬に用いられるようになったのは精神科だけに限ったことではないが——かびからとられたペニシリンの物語はどなたも御存知だろう——、このような薬によって向精神薬の時代が開かれた。向精神薬がそれまでの睡眠剤などに比べて際立って便利なのは、薬を飲ませながら、精神療法や生活療法ができる点である。

その後の五〇年間に、向精神薬は数え切れないくらい沢山に作られ、その中で臨床に用いられている種類をあげて見ても何十という数にのぼる。それらは作用の上で少しずつ違った特色をもった薬である。

今では、これらの薬を適当に用いることによって、精神病による興奮や異常行為をコントロールすることは決して難しいことではなくなった。精神病院といえば鍵と格子で牢屋のように作らなければだめだと考えている人がいるとしたら、それはとんだ時代錯誤である。昔から心ある精神科医は開放看護、無拘束治療が治療の本道だと主張し続けてきたが、それが広く可能となったのについては、向精神薬の導入が大きく働いていることは間違いない。英米の精神病院では、一九六〇年代に入ってから入院患者の数が減り、患者の入院期間が短縮しはじめた。これも薬剤の間接的な効果である。

話は横道にそれるが、我が国においては向精神薬が使われるようになってから、入院患者と入院期間は逆に増える（！）一方であった。これはなぜであるか。その理由は、我が国の精神科医療がいかに不合理に満ちているかという説明をすることになるのだが、それは次の章でのべたい。

一般に精神安定薬といわれる場合は精神病治療に用いられる薬よりも、もっと穏やかな効果をもつ穏和精神安定剤（トランキライザー）のことをさしていることが多い。世の中がややこしくなってストレスの多い生活をしなければならなくなると、神経症といえるほどでなくても憂うつになったり、不安になったり、物事にこだわったり、不眠になる人々が増えてきた。同時にまた、緊張や不安は身体の働きを損ね、胃潰瘍や高血圧、ぜん息のような精神的な影響の大きな身体病（心身症）も増えてきた。こうして精神安定剤は内科やその他の科でも広く用いられるようになった。

我々日本人は世界一薬好きの国民のようである。医者に行けば薬をもらわなくては気がすまず、飲む薬よりも痛い注射の方を信用するという奇癖もある。そして向精神薬はビタミン剤や抗生剤に次いで、我が国で最も使われる薬となっている。

精神安定剤は気を楽にするために、気分をさっぱりするために求められる。本当は、世の中の苦労の種を薬で取去ることができると信ずる人はないし、夫や妻に対する不平や仕事についての不満を薬で紛らすことができると思う人もない。それなのに、人々は安直に薬に頼ってもっと効く薬がほしいなどといい、医者の方も患者の悩み事に時間をかけて聞いてやってもお金にならないから、さっさと薬を処方してかたを付ける。我が国では、スモン病の原因とされた胃腸薬のキノホルムに限らず、とかく薬が乱用される地盤があるのは残念なことである。

さて、向精神薬の効果ははじめはどれも偶然の経験から見出されたものであった。今では動物試験の後で何段階にもわたる治療試験（治験）が行なわれて認可となる。臨床上多くの患者について、どの症状に有効であるかが評価され、評価尺度で信頼性と感度と妥当性が検定される。

向精神薬の効果は、医者の判断と患者自身の判断から総合的に評価される。ところが患者自身の判断はもとより、第三者の判断も、必ず主観的な要素を含むから、その客観性を保つにはさまざまな注意がいる。薬理作用をもたない物質を薬と同じ形にして与えた場合にも、服用した人のかなりの率（時に三〇％に上る）に、症状がよくなったり副作用が出たりする。これをプラセボ（偽薬）効果という。容易に想像されるように、薬の効果を期待して用いた医者は、薬をあてにしない医者より判定が甘い。さらに面白いことには、医者が信用している薬は患者にもよく効くらしい。そこで患者も医者も真薬か偽薬かを知らない条件の下で、医者が薬の効果を評価し、試験薬（真薬）の効果が偽薬の効果よりも統計的に有意義な差をもって有効であった場合に、はじめて薬の効果が実証されたとする。これは二重盲検法とよばれるやり方である。どんな薬にも似たようなことがあるが、向精神薬の効果はとりわけて心理的な影響をうけやすいので、このような厳密な検定が必要となる。

向精神薬のもう一つの特徴は、同じ薬が個人によって効果の違うことがある点である。私はかつて当時の代表的なうつ病治療薬（抗うつ剤）であるイミプラミンをためしに飲んでみたところ、気分が軽くなるどころか、逆にだるくて眠くて気が重くて、困ってしまったことがあった。しかし同じ薬を同じくらいの量にうつ病の患者に与えた場合には、彼らは眠がらずに元気が出てくるのである。そこで学生の希望者を募って二重盲検法で抗うつ剤を飲んでもらったことがあった。大部分の被検者は私と同じようにだるくて居眠りばかりするようになり、教授が抗うつ剤だといつわって睡眠剤をのましたと文句をいった者もあった。ところが面白いことには、少数の学生はこの薬を飲んでも平気だった。彼らは抗うつ剤に対する反応に関するかぎり、うつ病者と共通する体質をもっているもののように見えた。

エベレスト初登山に成功したハント隊長の登高記にもこれに似た記載があった。ハントはシェルパたちに威勢をつけるために、中枢興奮剤であるベンゼドリンという薬を与えてみた。この薬は、日本では中毒のために悪名の高いヒロポンの仲間である。シェルパたちの多くは、薬を飲んで、頭が冴えた、寝られないといったが、その他に、よく寝られた、咳が止まって良かったといった人もいたそうである。

向精神薬はまた用いられる状況によって効き方がちがう。精神安定剤は気が立っている時に飲んだのでは効き目がうすいのに、落ち着いた時に飲むと眠気が出て物憂くなってしまうのが普通である。向精神薬の個性的反応や状況的反応は、アルコールの酔い方が、個人により、状況により、多様な変異を示すこととよく似ている。もちろん薬の量を増せば、酒の場合と同じく変異は消えて、薬に共通する効果は出てくる。

こうして、ある薬物がある個人に有効かどうかは、結局当人が飲んでみないと判らないことになる。そこには単純交叉試験（Single cross- over design）、またはＡＢＡＢ試験とよばれるやり方がある。薬を何日間か飲む時期と止める時期とを比べて、効果を試すのである。効果の判定には、主観的な判断と一緒に、服薬の区切りごとに治療者の観察や前述の簡易テスト（P.225—227）などを用いるのが客観性を得るために必要である。医者は新薬を患者に試みる場合にこの方法を使うことが多い。

薬物療法の場合と違って、行動療法や生活技能訓練SSTなどの生活療法の効果を立証するには、集団を対象にした統計的方法が可能とは限らないしぜひ必要でもない。また現在の治療状況では薬物療法が同時に行なわれているのが定石だから、薬物併用のもとで生活療法的働きかけの効果を判定をすることが多い。そのような場合には薬を服用しながら、生活療法についての単純交叉試験によって個人別の成績を集め、治療法の効果を測ることが基本になる。

向精神薬がどのような仕組みで効果をあらわすかという薬理は、二〇世紀の神経科学の発展と深く結びついている。そこで少し中枢神経系の解説をしなければならない。脳は大脳・脳幹・小脳・脊髄などの階層構造をもち、意識や知・情・意・想などの心理作用は階層を通じる全体的または局部的な生理機能であり、それは神経系の基本単位である神経細胞の回路網の上に成立すると認められる。おもな向精神薬はこの複雑な体系の中で回路の接点にある神経伝達物質に関連している。代表的伝達物質には四種類のモノアミンがあり、最初に発見されたアセチルコリンAchは学習・記憶作用にかかわり、ノルアドレナリンNA・セロトニン5HT・ドーパミンDAが感情や意欲に関連する脳構造の中に見出された。これらは体内全体の自律神経系の機能物質であった。また神経系のアミノ酸には代表的な興奮性のグルタミン酸と抑制性の　γアミノ酪酸 GABAがあり、いくつかの神経ポリペプチドも伝達の調節機能をもつことが知られている。ただし向精神薬の開発は神経伝達物質を通じてなされたものは少なく、一般の薬と同様に、阿片や煙草や蛇毒などは民衆の間の民薬から始まり、サリンのような有機燐化合物は殺虫剤や戦争の毒ガスから開発された。モノアミンには向精神薬の効果から逆にその性質が判ってきたものもある。

新薬の発見には研究熱心な医者の鋭敏な臨床観察と卓抜な構想が貢献している。精神科医療を革新したフェノチアジン系抗精神病薬（クロルプロマジンなど）は、外科医H・ラボリの冬眠麻酔から始まり、それを精神科医J・ドレらが統合失調症治療に転用したものである。この際にはストレスに対する自律系反応の抑制や条件反応行動の抑制を伴っていて、精神を平穏化する作用をもち、主に脳内のドーパミンＤＡ活性の抑圧によることが判明した。そこで興奮の抑制や幻覚・妄想の沈静化が得られたことの臨床的意義は大きかったが、それを抗幻覚作用などと精神症状と直結するのは短絡的判断で、当時の私には薬によって開放看護と生活療法がやりやすくなったという行動効果の方が端的に有難かった。

覚せい剤アンフェタミンによる興奮がＤＡ放出によると判明してから、ラットに大量を単回投与した時の急性常同症を精神病モデルとして、その興奮を抑制するハロペリドール系薬物が薬学者P・ヤンセンによって合成されて代表的な抗精神病薬になった。一方、筆者らの少量慢性投与動物の減動・自閉モデルには、抗精神病薬は逆に活動を回復させたから話は複雑である。沢山の薬が合成されて治療試験が企てられた中に、抗うつ作用をもつイミプラミンや結核治療薬でアミン酸化酵素（M

AO）抑制作用をもつイプロニアジッドが見出されて、精神病のモノアミン仮説が注目されるようになり、NA、5HTやAchなどにも関心が広がった。セロトニン5HTの抑うつ症状に関する着目から選択的5HT再取りこみ抑制剤SSRIの抗うつ剤が開発され、また従来の定型抗精神病薬にかわってDA系と共に5HT系も抑制または安定する作用をもつ非定型抗精神病薬とよばれる薬剤が登場してきた。それらは副作用が少ないばかりでなく、一〇年以上も慢性固定状態とされた症例に「目覚め」の回復をもたらすことがある。抗不安・睡眠剤のベンゾジアゼピン系薬剤は脳内にあるGABA受容体と結合して抑制作用を高め、阿片アルカロイドは脳の内在オピオイド受容体と結合して効果を現わすことが明らかになった。アルツハイマー病やパーキンソン病などの器質性疾患には、Ach系やDA系の機能低下があるので、その賦活治療が必要となるが、それは憂うつ、記憶や注意低下などの機能障害にもかかわる。このように神経伝達物質受容体の知識は現在の向精神薬開発の要点となっており、抗精神病薬の将来はなお期待されるところである。

こうして向精神薬が内在の生理的受容体との密接な関連の上で機能の調節に作用するからには、患者が異物の薬で心を支配されるのは嫌だなどと拒否するのは誤解だという他はない。ただし向精神薬の過剰服用はさまざまの副作用をもたらすことも事実である。抗精神病薬にはAch抑制作用を持つものが多く副作用として錐体外路性のパーキンソン病の症状を伴いやすい。するとまた副作用止めの薬物の併用が必要になる。わが国には薬物療法に頼りすぎる医師が多くて、今もなお多種大量処方の弊害があるのは嘆かわしい。

5　精神障害と社会

精神科医療の目的は、精神障害者の人生の可能性、価値（ＱＯＬ）をできるだけ高めること、つまり自己実現にあるとする私の見解によれば、医療は究極的には個人に向けられている。しかし個人が社会の中の存在である以上、精神科医療が具体化されるためには、当然にその社会的側面を考慮しなければならない。精神障害者の生活も時代の大きな社会変動と苦難な歴史の影響をまともに受けて、多くの困難の道を歩まなければならなかった。

明治・大正時代の精神科医の先覚者、呉秀三先生が「我が国の精神病者はこの病をうけたるの不幸の上に、この国に生まれたるの不幸を重ねるものと言うべし」と嘆じた言葉は、精神科関係者にはよく知られている。我が国の社会には、昔から伝統的に精神病者を恐ろしい者、忌むべき者として排除する傾向が強かった。そしてそれを社会防衛の立場から正当化する見解が、社会福祉活動の貧困と人権の軽視とあいまって、長く精神病者の医療を妨げてきた。昔の社会の底辺には異端者も受け入れる大らかさがあったことは事実ながら、差別思想は長く尾を引いていて、法律の上では取り締まり、権利の剥奪、行政の上では隔離主義が支配的であった。私は、昭和初期の頃の精神病院の入院患者の不自由で悲惨な生活を知っている今では数少ない医者の一人であるが、当時に受けた衝撃は若い医者の心に悲惨に立ち向かう「こころざし」を立てさせるほどのものであった。

戦後、昭和二五年に、精神衛生法という法律ができて、建て前としては医療が主軸となり、それまで患者を私宅監置といって監禁することが公認されていたのが、入院させる方針に切り替えられた。しかし実情は、従来の無方針の放置、監禁から無計画な入院隔離に転換しただけに止まった。というのは、我が国では患者の生活改善や精神病床の増加について国や自治体が責任を持って関与することが乏しく、それを私立病院の市場経済にまかせて補助金による乱立と増加に至らせたのである。

精神衛生法ができた時代には実際に精神病床数は絶対的に不足していた。人口万に対して五しかなかった。精神病者の野放しと言われていた頃である。それが平成九年現在では人口万対三〇の多数となり、全病床数の五分の一を占めるようになり、世界でもトップ・クラスにある。しかも全精神病床の八七%が私的の経営による。このような国は他にはない。問題は医療内容の質と大きな地域差にあらわれる。質を示す特徴の一つは長期入院患者が多いことで、平均在院日数の全国平均は近年漸減の傾向にあるとはいえ、平成一〇年になお四〇〇日を数える。その理由は複雑で、精神病は入院治療中心という古い考えが残っていること、症状が軽快しても退院後の受け入れ先が少ないこと、精神科入院治療費が一般科に比べて低く、社会復帰のための看護その他の職員が十分にえられないこと、などが重なり、結果的に入院患者が長期組と短期組に分かれて開放看護が進まない事態がおこっている。地域差の一例をあげれば、同じ東京都の中で、人口稠密な江東区には精神病院は少なく病床数は人口万対一〇以下であり、一方、都心から四〇km離れて地価の安い三多摩地区には万対三〇〇の病床数がある。江東地区の患者が西部の病院に入院した場合、退院後のアフターケアを受けようとしても病院に通院することはできない。こんなことで一貫した治療がどうしてできよう。

しかし精神衛生法以後の五〇年間に、いろいろなレベルで新しい動きがはじまった。まず医療現場の実践的な試行の努力は厚生官僚との協力を得て、昭和四五年には法の一部改正が実現した。そこでは、精神衛生の第一線が保健所ときめられ、保健婦がはじめて地域精神保健に参加するようになった。当初、彼女たちの武器は生活臨床であった。また通院医療公費負担制度が作られたことの意味も大きい。外来医療を長期にわたって続けるためには経済援助が必要である。都道府県に精神衛生センターを作ることや、地方精神衛生審議会を設けたことも、いつくかの地域において重要な実績をあげることになった。

しかも公的な動きの底には私的な市民活動があった。四〇年前に精神障害者家族によって作られた病院別、地域別の家族会の果たした役割は貴重である。それは家族の自覚や参加を励ます力となり、私的な福祉共同作業所を全国に作り上げた実績をもっている。現在では「全国精神障害者家族会連合会、ぜんかれん」は会員一四万人を擁している。この他、全国各地で、医療や保健や福祉の活動家が作り上げた団体には「共同作業所連絡会、きょうされん」や「全国精神障害者社会復帰施設協会、全精社協」などがあるが、これらは後になって次々に結成された。各地の現場の必要に応じて試行された活動の諸形態は、その活動の実現可能性を立証してモデルとなり、国や自治体の行動計画に反映されて、その基礎になっている。

私たちは、自分の町の精神保健活動を盛んにしようとする時には、まず家族会を出発点とすることが多かった。そして全国組織の応援のもとに、保健所や近くの病院や診療所と協力しながら、隣人に語らいボランティアを募り、市役所や町の議員たちに働きかける。仕事は共同作業所からはじめて多種の事業に手を広げ、授産施設や援護寮、グループ・ホームや生活支援センターを作る方向に進む。私はこのような仕事のいくつかの手伝いをして、「精神保健は本当に民主主義の子である」ことを実感した。精神保健・福祉には法律や行政の力を欠くことはできないが、それは伝染病予防のように厚生労働省から都道府県に、市町村へと「おろされて来る」トップ・ダウン方式では実効は期待されず、「草の根」の力によるボトム・アップ方式によってはじめて地域に根づくことができる。実行にあたっての最大の困難は、資金難と地域住民の無理解にあるが、これを打開するのも一に係って関係者、市民たちの熱意と実行にまつ他はない。障害者たちが町の中で生き生きと暮らす姿を周囲の人々が見慣れるようになる時、障害者も人並みの市民となるのである。

このような運動が我が国に生まれるためには、外国の先訓や勧告や国際的な動向の力によるところも大きかった。一九八〇年代の国際障害者年の運動では、ＷＨＯ（世界保健機構）やＩＬＯ（国際労働機関）は障害者の人権や福祉や就労についていくつもの勧告や条約を制定したが、その障害者の概念には身体障害者と知的障害者とともに精神障害者も含まれていた。このような外力に影響されて、一九九三年に我が国で障害者基本法が公布された時に、精神障害者ははじめて法律的に認知された。少し情けない話であったとはいえ、それを可能にするだけの国内の情勢は作られていたのである。

精神衛生法は次々の改正をへて、一九九五年に「精神保健及び精神障害者福祉に関する法律」（精神保健福祉法）が公布された。これにより心の健康づくり、精神障害の予防、早期治療、再発防止、および社会復帰対策の充実とともに精神障害者の自立と社会参加の促進の援助が国と自治体の責任でなされることになった。将来に向けての行動計画も立てられている。

こうして法律は一応整って仕事がやりやすくなったが、内容の充実となると保健にも福祉にもやることは山のように控えている。医療面で心強いことには、精神科診療所が全国にわたって、特に都市部で、大幅に増えたことで、病院外来を含めるとその数は今や二千カ所をこえるという。精神病院で診療圏内に外来診療所を併設するところも増えてきた。精神病院の地域的偏在の欠陥がこれで補われ、診療所は早期の受診、病院から退院後のアフターケアや再発予防にも寄与することができる。我が国の精神病院の抱えるさまざまの矛盾や難問を打開するには、精神科医療を支える病院・診療所システムが地域の保健・福祉の施設と緊密な連携を保って活動することが鍵となると考えられる。そのようなモデルもいくつか作られている。

精神病院は、内部的には急性患者の治療、社会復帰訓練、慢性患者・老年患者の療養など機能分化をはかる必要があり、地域的には精神科救急治療体制の整備や犯罪関係患者などへの特別な対応が自治体や国によって整えられはじめた。ここには官公立病院と私立病院との間の機能的協力も考慮されよう。

入院と外来の中間形式であるデイケアも試みはじめられてから五〇年になった。これは保健所、病院、診療所と各所で実施されて、今ではなくてはならぬものとなっている。それは憩いの場、生活訓練、仕事場として、いろいろな機能を持ち、さらに同じく多様な内容を持つ共同作業所とつながっている。

「ぜんかれん」の行なった退院者の全国調査に依れば、当事者の一番望んでいたことは、病気から離れること、仕事と就職、交友と結婚であった。医、職、住の三面に重点をおく調査もあった。私は障害者職業センターや通所授産施設の手伝いを何年間もしたことがあり、職親の事業主とも付き合って、教えられることが多かった。また地域社会で暮らす障害者・回復者が増えるに従って住宅問題は緊急な課題となった。個人でまたグループで、各所に散在して暮らす人々のために、適時に適切な援助をする生活支援センターも、最近は各地にひろまってきた。

私は昔、国民保健サービス（ＮＨＳ）国家の先達と言われたイングランドと社会主義医療体制下のレニングラードで、精神保健の行き届いた有様を垣間見て感心したこともあったが、イギリスの保守党政権とソビエト連邦の崩壊以後では、両国ともかなり様子が変わってきたと言われる。一九七〇年代に人権擁護の旗印を掲げて精神病院の脱入院運動を大規模に推進した米国では、五〇万人の入院患者を一〇万以下に減らすことはできても、予算削減の結果退院者を地域で支えることを怠ったために、退院者の一〇万がストリート・ピープルとして、さらに一〇万が刑務所にいると言われる。トップ・ダウン方式の失敗を物語る例であろう。

厚生労働白書（平成一七年）によれば、精神障害者の概数は約二五〇万人と想定されている。入院者の三三万人を引けば二〇〇万人余が地域社会で暮らしている。同年には身体・知的・精神の三障害が一本化されて「障害者自立支援法」が制定され、その施行のための国の目標値が平成一八年に公布された。実態調査によれば施設入所者は、身体障害者四万人、知的障害者一〇万人に比べて精神障害者は五千人しかいない。これは精神障害者向けの生活支援のおくれを如実に示していて、援護寮やグループ・ホームなどの居宅支援のある自治体は三割以下しかなく、生活訓練施設、通所授産施設や小規模作業所と福祉工場の数は全国で五〇〇カ所で、加入者は二万人に止まるという。住居と仕事への支援が増えて加入者が一〇万人になれば入院患者も減らせるに違いないと、当事者家族やリハビリの支援者は努力してきたのであった。

一方で国は精神科入院患者の七万人の退院を唱えているが、それをはっきりと定床削減と言わないのは見返りの公費負担を避けるためであろう。入院の六割を占める統合失調症者にかぎっていえば、入院減少は治療やリハビリの現状にもとづけば二〇年で自然減により達成されるはずである。名目上まことしやかな「障害者自立支援法」が、国家財政の経済的圧力による医療や福祉費の削減とからんでいて、それを社会的自立困難な障害者にしわ寄せすることになりそうである。わが国ではこの半世紀に、民間の力による精神障害者の自立達成努力が営々と築かれてきたが、今やそれを妨げる惧れが気遣われている。現場を知らない官僚の机上論には、「自立支援」を唱える方が格好よく見えるのかもしれないが、実際には自立困難だからこそ障害者になったのである。実態にふさわしいのは「自立達成支援法」ではなかったろうか。

私は、この三〇年間、さまざまな当事者、関係者と一緒に、現場の経験をいくらか重ねてきて、精神保健・福祉の原点とその価値は、機構や施設の経営の何物にも増して、そこで働いている「草の根」の人々の考えと気持ちと共同の作業を守ることにあることを、今更ながら痛感するようになった。まことにこの仕事は官僚主義や商業主義からは最も遠いところにある。

5　精神障害と社会

おわりに

改版を終えて読み直してみると、本書の構成で意図されたことは大きいが、それがどこまで実現されたかは自信がない。思うに学問は果てしない道程である。探求と展望をありのままに提出して、読者のご批判を仰ぐ次第である。

表題の「思想」の意味するところは精神医学の基礎的な理念で、「こころ」の問題には感情的なロマン派思想と理知的な科学思想が交代して進んできたという長い歴史があった。両思想の対立と総合は学問上の課題であるばかりでなく、日々の診療の中で実際の仕事にもなった。それに関して私は精神療法と薬物療法と生活療法の三本立てが必要であると説いてきた。どの治療が主になるかは相手と場合による。相手の障害の診断はいろいろで経過にも変遷があり、それぞれに個性をもち家族や環境も異なる。その多様性に応じて治療を使い分けることが必要となる。この融通性に対応できる治療は総合の基盤を「生活」に置くことではじめて可能になると著者は考えている。

ところが治療者も、一般の方々同様にそれぞれ個性をもっているから、患者や障害者に対して相性がよいことも苦手なこともある。個人的な話で恐縮だが、私は理屈っぽくて強情な人間なので人間関係が下手である。それがなんの因果か精神科医になってしまったのでかなり苦労もした。しかし今ではそのお蔭で人間や人情に対する理解が深まったことを深く感謝している。苦手の相手からも学ぶことが多く、自分に不向きとなったら仲間に助けてもらう有難さもわかり、「旅は道づれ世は情け」の意味が身に染みてわかってきた。

「生き辛さ」や「暮らし下手」で苦労している方々に、「人生の生き方」の手助けをする方法もある程度は会得できたように思える。著者は一種の知的な「自由職人」であろうか。

この本は現場の経験を重んじたので、多くの友人たちの研究を勝手に引用させていただいた。誤りは私の責任でお許しを願う他はない。また症例として登場されたかなりの方々が現在では故人となられた。まことに精神障害は人生の物語である。今ならもっとお役に立てただろうにと申し訳なく思われる。精神医学と医療はさらに発展する必要がある。この本が将来の皆様のために少しでもご参考になることを願ってやまない。

症例の一覧表

索　引

ソ

タ

チ

著者略歴

臺　　　弘　うてな　ひろし

1913 年　栃木県足尾に生まれる。本籍埼玉県。
1937 年　東京大学医学部卒業
1937 年　東大病院精神科
1946 年　東京都立松沢病院
1957 年　群馬大学医学部教授
1966 年　東京大学医学部教授
1978 年　坂本医院，現在に至る。
1997 年　社会福祉法人椎の木会理事長，現在は顧問
2006 年　社会福祉法人新樹会理事
　　　　社団法人発達協会顧問

〈主な著書〉
「精神医学の思想・第 1 版」（筑摩書房）
「分裂病の治療覚書」（創造出版）
「誰が風を見たか」（星和書店）
「分裂病の生活臨床；正・続」（編著）（創造出版）

精神医学の思想　医療の方法を求めて
改訂第三版
臺　弘　著
1972 年初刷（筑摩書房）発行
1999 年 10 月 1 日第 2 版第 2 刷発行
2006 年 10 月 20 日第 3 版第 1 刷発行

発行者　秋元波留夫
発行所　社会福祉法人新樹会　創造出版
〒 151-0053 東京都渋谷区代々木 1-37-4 長谷川ビル
http://www.sozo-publishing.com
tel 03-3299-7335　fax 03-3299-7330
印刷所　社会福祉法人新樹会　創造印刷